살고 싶은 나에게
들려주는 암癌이야기

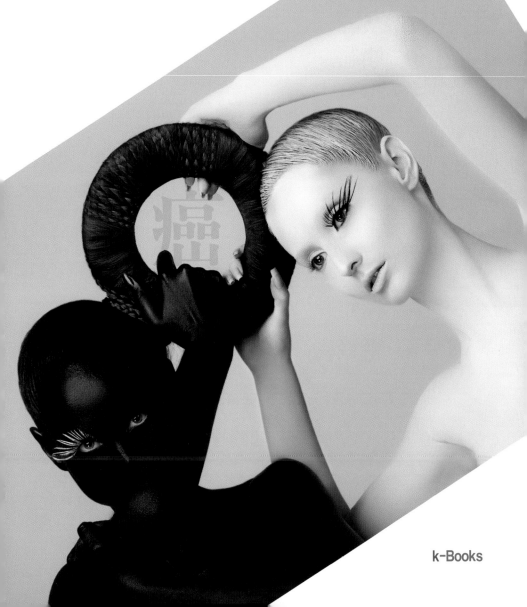

k-Books

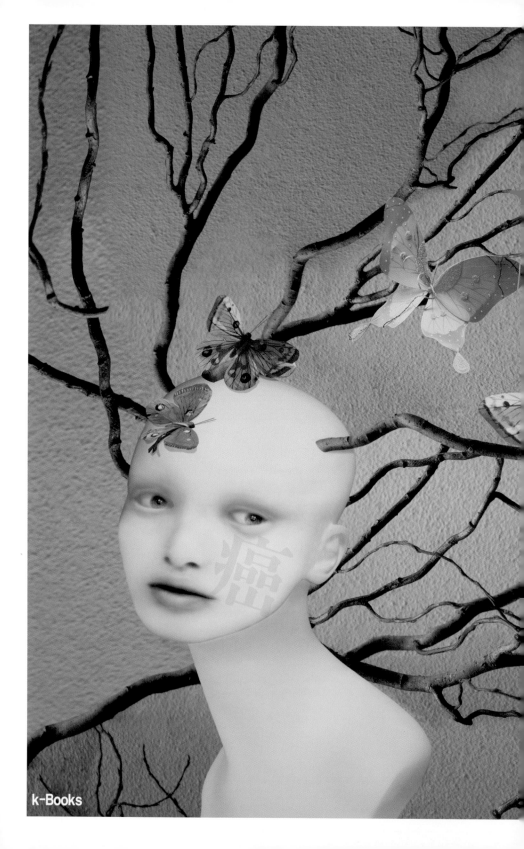

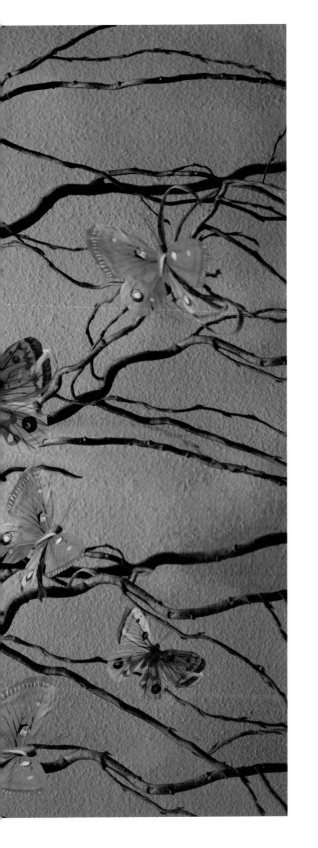

살고 싶은 나에게 들려주는 암癌 이야기

살고 싶은 나에게 들려주는 암 이야기

초판 1쇄 2017년 3월 8일
초판 2쇄 2020년 10월 9일

지은이 | 기우근
펴낸이 | 기우근
펴낸곳 | k-Books
출판등록 | 2000.6.12(제215-92-26359)
주소 | 서울시 송파구 송파동 오금로 188
홈페이지 | http://blog.naver.com/k_books
전화번호 | (02)423-8411
팩스 | (02)423-8465
PAPER | 무림페이퍼 네오스타스노우화이트 120g/㎡
저작권 및 문의 관련 | kwgn7212@naver.com
ISBN 979-11-85038-22-3

국립중앙도서관 CIP

살고 싶은 나에게 들려주는 암 이야기
지은이 : 기우근
서울 : k-Books, 2017 (신국판)
철학적 인간학[哲學的人間學]
ISBN 979-11-85038-22-3 03110. 값13,000원
126-KDC6
126-DDC23 CIP2016018348

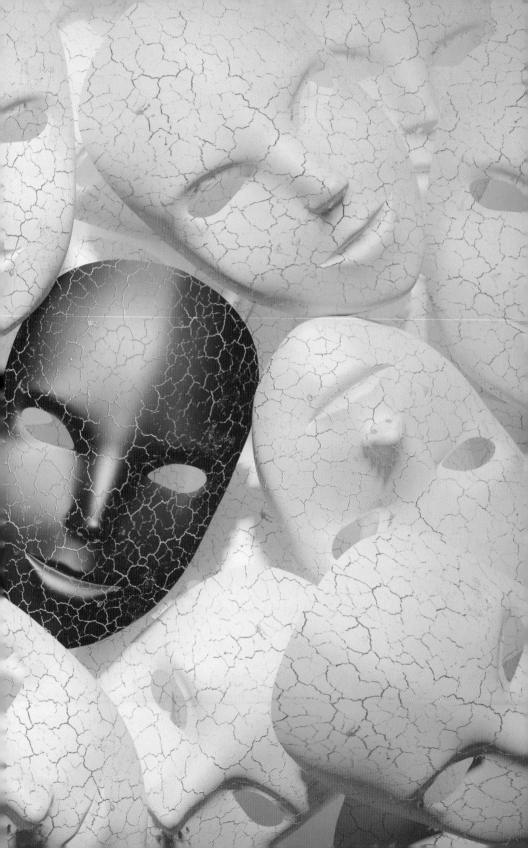

프롤로그

만일 우리의 기억이 지워지지 않고 쌓여만 간다면 어떻게 될까?

즐겁고 행복한 기억이야 다다익선이겠지만, 문제는 그것과 반대되는 좋지 않은 기억들이다. 잠깐만 떠올려도 짜증이 밀려오고, 되뇌다 보면 울화통이 치미는 기억들이 머릿속을 온통 헤집고 다닌다면, 그 자체로 지옥이 따로 없을 것이다. 아마 화병으로 건강을 해치거나 심하면 생명까지 잃게 되지 않을까!

충격적인 사건을 겪은 후, 그 기억이 지워지지 않고 남아 계속해서 괴로움을 겪게 하는 외상 후 스트레스 장애(post traumatic stress disorder)가 한 예이다.

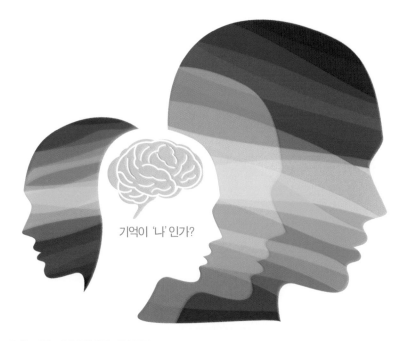

기억이 '나'인가?

그런데 다행한 것은 우리의 뇌가 수시로 망각을 통해 불필요한 에너지 소모를 막고 있다는 사실이다. 쓸데없는 것들, 다시 말해 기억할 필요가 없는 정보들을 소멸해 보다 능동적으로 삶에 집중할 수 있게 한다.

이처럼 뇌의 망각 기능에 의해 우리는 불행했던 기억들을 아득한 옛이야기로 돌릴 수 있다. 이를 보면 망각은 자연이 인간에게 준 고마운 선물임에 틀림없다.

그런데 기억상실증에 걸리지 않는 한 단번에 망각할 수 있는 방법은 없다. 그래서 망각에는 시간이 약이다. 시간이 흐르면서 기억은 점점 희미해지고 그것에 비례해 온갖 정보의 사슬에서 헤어나게 된다.

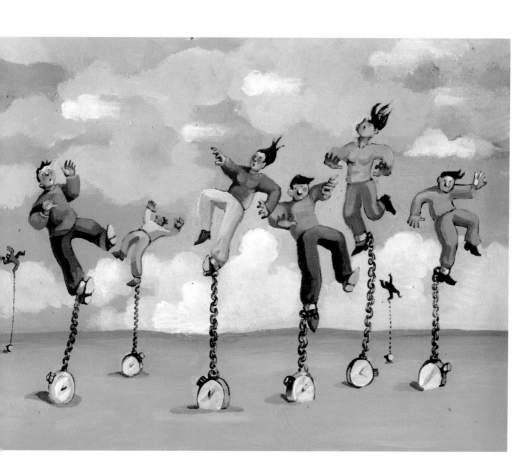

하지만 기이하게도 태어나면서부터 거의 백 프로에 가깝게 망각하는 것이 하나 있다. 잊는데 시간이 필요하지도 않고 매 순간마다 즉시 잊히는 것, 그것이 과연 무엇일까?

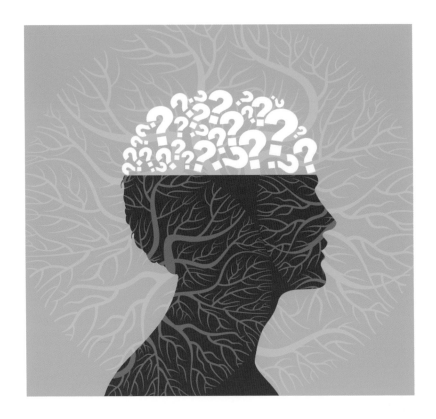

그것은 바로 죽음이다.

태어났으면 반드시 죽는다는 사실, 이것에 대한 인식만은 곧바로 지워져서 기억으로 남지 않는다. 매우 명료하고 단순한 명제임에도 그것이 정확한 기억의 형태로 남아 인식에 관여하는 일은 극히 드물다. 쉽게 말해 거의 모든 사람들이 천년만년 살 것과 같은 기분에 취해 살아가게 되는 것이다.

주변을 둘러보면 죽는 것 천지이다. 뉴스를 보면 적어도 한두 개 정도는 사망 사건들로 채워진다. 가끔 테러나 전쟁, 천재지변… 등으로 떼죽음을 당하기도 한다.

물론 이런 것들은 「한 치 건너 두 치」라고, 피부에 절실하게 와 닿지 않는다. 어쩌다 피붙이나 가까운 지인이 죽어야 죽음이 예사롭지 않게 다가올 것이다.

그런데 그것도 그때뿐이다. 다른 기억들과 달리 죽음에 대한 것만은 마치 봄날 아지랑이처럼 보는 족족 증발해 버린다. 그리곤 다시 무한정 살 것처럼 삶에 몰두해서 정신없이 살아가게 된다.

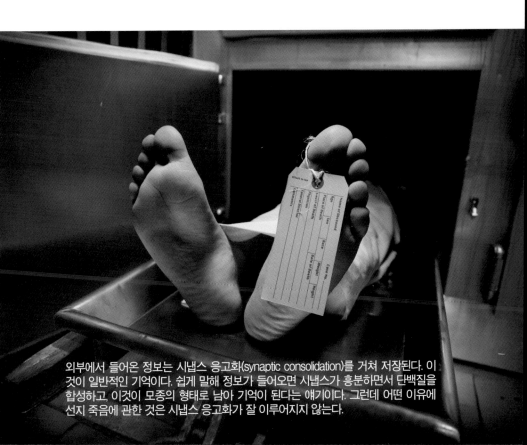

외부에서 들어온 정보는 시냅스 응고화(synaptic consolidation)를 거쳐 저장된다. 이것이 일반적인 기억이다. 쉽게 말해 정보가 들어오면 시냅스가 흥분하면서 단백질을 합성하고, 이것이 모종의 형태로 남아 기억이 된다는 얘기이다. 그런데 어떤 이유에선지 죽음에 관한 것은 시냅스 응고화가 잘 이루어지지 않는다.

죽음을 피할 수 없다는 사실, 그것이 일반적인 기억들처럼 우리의 뇌리에 남는다면 비극의 단초가 될 수 있다. 과거를 돌이켜 보면 수십억 년도 쏜살같이 지나가지 않았던가. 죽음은 길게만 느껴졌던 우리네 인생을 압축해서 하루살이처럼 만들어 버린다.

乍

이 한자는 눈 깜짝할 사(乍)자이다. 阝(지게) 위에 亻(시체)를 올려놓은 상형 문자이다. 섬뜩하게도 태어나서 죽는 데까지 걸리는 시간이 눈 깜짝할 정도로 짧다는 얘기이다.

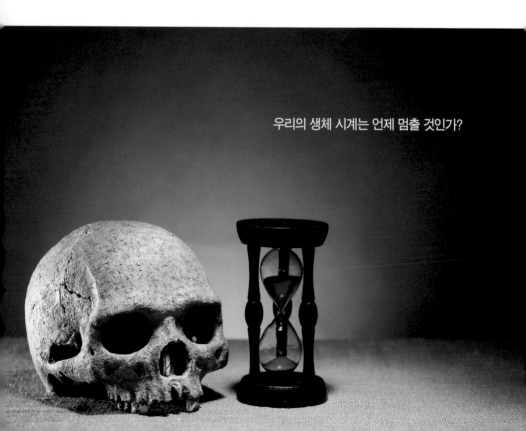

우리의 생체 시계는 언제 멈출 것인가?

한번 이 글자가 의미하는 바를 천천히 음미해 보자. 정말로 눈 한 번 감았다 뜨면 죽음을 맞게 될 것인가?

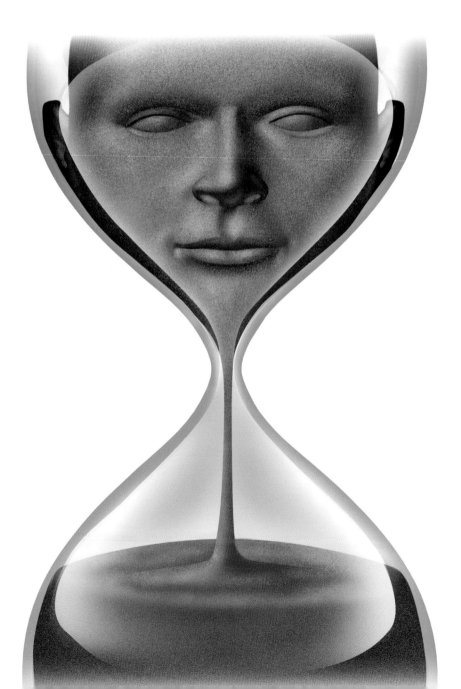

조금만 생각해 봐도 '死'자의 의미에 고개가 끄덕여질 것이다. 하지만 그래도 죽음이 가슴 속으로 의미심장하게 파고들기는 쉽지 않다. 왜냐, 뇌의 망각 기능에 의해 이것에 대한 느낌만은 철저하게 희석되기 때문이다.

사실 자신이 죽어 묻힐 묏자리의 풀을 뽑고 있는 팔십 먹은 노인네도 가슴 깊이 죽음을 느끼긴 쉽지 않다.

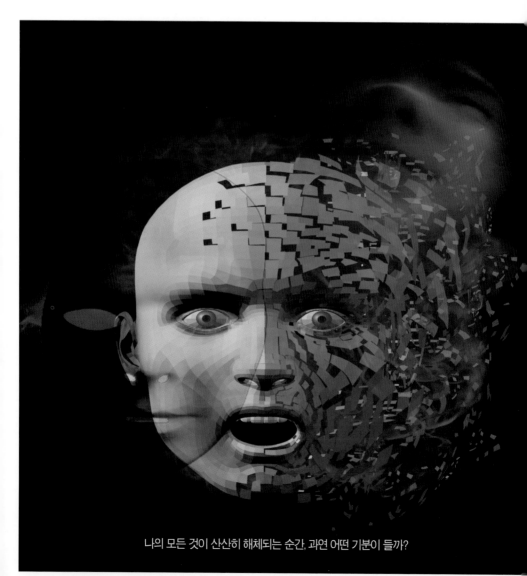

나의 모든 것이 산산히 해체되는 순간, 과연 어떤 기분이 들까?

만일 죽는다는 사실이 또렷하게 느껴진다면 어떻게 될까?

 생명…, 그것은 태어나는 순간부터 진화와 창조를 향해 브레이크 없는 질주를 시작한다. 그래야만 살벌한 약육강식의 전장에서 살아남고, 또한 그 과정에 뭔가 나름대로 생존의 의미를 찾을 수 있게 된다.
 하지만 곧 죽는다는 사실이 뇌리의 한복판을 차지하게 되면 삶의 동력은 꺾이고 지극한 허무주의에 휩싸이고 만다. 여기서 우울증에 빠져 자포자기하거나, 때론 종교에 매달려 구원을 갈구하게 된다. 능동적인 소수의 사람만이 철학에 탐닉하거나 아예 모든 것을 내려놓고 수행자의 길을 걷는다.

 결론적으로 소수의 사람들은 죽음을 자신의 영성靈性을 높이는 쪽으로 활용하지만, 그렇지 않은 대부분의 사람들은 생명 본연의 창조 활동에 제동이 걸리면서 적잖은 손실을 보게 된다. 이것이 우리 뇌의 기억 장치가 죽음을 멀리하는 이유이다.

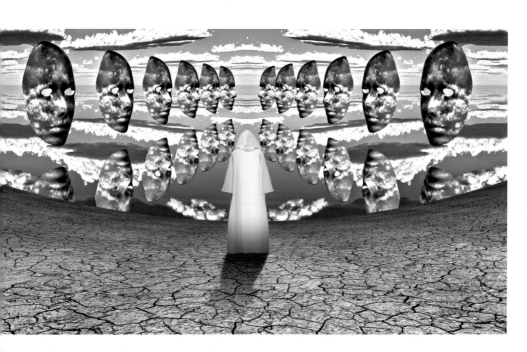

우리의 인생여정은 그리 녹록한 길이 아니다. 무병장수한다면야 죽음을 잊고 삶에 집중하며 살아가는 편도 괜찮을 것이다. 하지만 병치레도 없이 오래도록 천수天壽를 누리다 죽는 사람은 그리 많지 않다. 통계에 의하면 열 명 가운데 한두 명 정도만 노화에 의해 명命대로 죽는다고 한다. 그러니 나머지 여덟 아홉은 죽는 과정이 꽤나 험난한 가시밭길인 것이다.

나이가 들면서 하나둘씩 찾아오는 병마들은 죽음이라는 명제를 자꾸만 기억 속에 불어 넣는다. 그럼에도 죽을병에 걸리지 않는 한 죽음은 뇌리에 오래도록 머물러 있지 못한다. 삶에 대한 집착을 줄일 만큼 죽음이 활발히 활동하는 것은 구조적으로 힘들다.

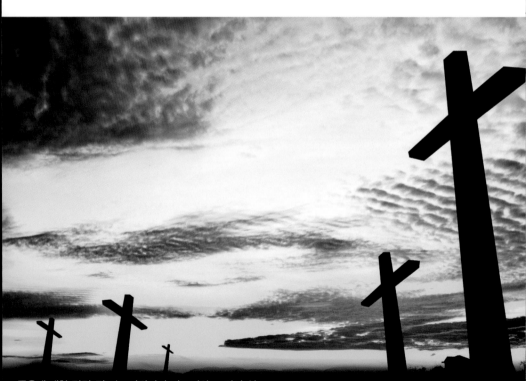

죽음에 대한 망각 정도는 사람마다 다르지만, 그것이 삶의 욕구를 줄이는 쪽으로 제동을 거는 경우는 극히 적고, 이는 지극히 당연한 자연 현상이다.

그렇더라도 자연의 원리를 거슬러 죽음을 가까이하며 지내면 어떻게 될까? 다시 말해 죽음과 벗 삼아 공존하며 살아간다면 말이다. 「살아도 그만 죽어도 그만」이라는 심정으로 생사生死의 경계를 허물고 중간지대에서 머무는 것이다.

과연 그런 상태로 사는 것이 가능할까? 또한 그렇게 되면 삶에 어떤 변화가 일어날까?

죽음은 두렵고 허망한 존재임이 분명하다. 하지만 그것과 친해져서 아무렇지 않게 되면 삶의 동력이 감소한다기보다는, 그냥 자신의 영역에서 생生과 사死가 양립하게 된다.

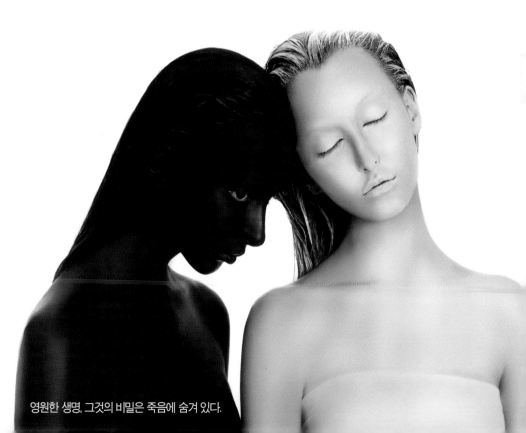

영원한 생명, 그것의 비밀은 죽음에 숨겨 있다.

우리의 인생을 거시적으로 보면, 뭇 생명이 다 그렇듯 생사生死의 파도에 휩쓸려 저마다의 궤도를 그리며 살아간다. 삶과 죽음의 양대 축 안에서 인생의 희로애락喜怒哀樂은 처절한 진폭을 일으키는데, 만일 생사生死가 균형을 이루어 그 진폭이 잦아지면 여태껏 지니고 있던 인생관에 커다란 변화가 찾아온다.

존재하는 양태를 크게 나누면 있느냐(有) 없느냐(無), 바로 생生과 사死이다. 그런데 있는 것도 아니고 없는 것도 아닌, 다시 말해 생生과 사死의 중간 지대는 없을까? 생사生死가 한 몸이 되어 그 구분 자체가 없는 경지 말이다. 만일 그런 것이 있다면 새로운 동경과 모험의 대상이 될 것이다.

싯다르타를 비롯해 적지 않은 수행자들이 그런 경지가 있다고 외쳤지만, 범인들의 입장에선 그것을 이해할 길도 증명할 길도 없다. 출가해서 수행에 매진한다고 해서 그런 경지를 넘볼 수 있다는 보장도 없다. 생사生死의 중간지대, 다시 말해 제3의 존재 형태를 찾는 것은 실로 어렵고도 요원한 길이다.

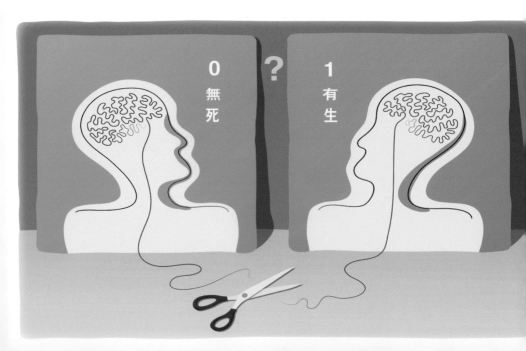

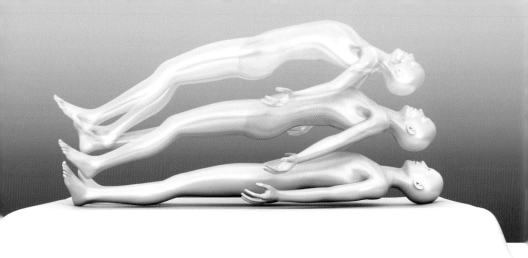

 그런데 세상에는 잘 찾아보면 지름길이란 것이 있다. 마찬가지로 수행에 있어서도 지름길이 있으니 바로 죽음을 활용하는 것이다. 그러려면 먼저 뇌의 망각 기능에 반해 죽음을 실감나게 끄집어내야 한다. 이때 가장 유용한 도구가 되는 것이 병病이다.

 아무 병이나 가능한 건 아니고, 세포의 극한 대립을 통해 생명의 근원적 코드를 드러내는 병이어야 한다. 이것을 충족하는 병은 오로지 암癌밖에 없다.

 오늘날 사망률 1위[1]를 차지하는 암은 다른 질병에 비해 예방과 치료가 어렵기도 하지만, 무엇보다 그것이 발생하는 메커니즘이 삶과 죽음을 설명하는 데에 매우 유용하다. 암을 통찰함으로써 죽음을 실감나게 불러오고, 이로써 실존實存에 대한 화두를 잡을 수 있다.

 암을 다룬 책에 죽음이란 철학적 명제를 넣는 것이 적합한지 의문이 일 수 있겠다. 하지만 암을 제대로 이해하려면 생生과 사死의 문제는 필수이다. 암은 다른 질병과 달리 가장 본질적인 삶의 문제에 대한 의문을 불러일으키기 기 때문이다.

---

1). 2014년 기준 우리나라의 연간 사망자는 26만 7692명으로, 이 가운데 암으로 인한 사망자는 7만6611명이다. 암 사망률은 28.6%이며 사망 원인 1위이다.

암과 죽음, 세상에서 가장 두려운 두 단어가 본서의 주제이다. 따라서 시종일관 공포와 평안, 절망과 희망이 반복되는 다소 꺼림칙한 책이 될 것이다. 생사生死의 파도를 잦게 할 정도로 죽음의 비중을 높여 나가지 않으면 괜스레 삶의 의욕만 저하될 수 있다. 하지만 암을 비롯해 이런저런 불치병과 다툰다든지, 아니면 인생의 의미와 '나'의 성찰에 높은 관심을 보인다면 이 책은 여러모로 유용할 것이다.

암, 그것은 여느 병과 사뭇 다르다. 공통된 규칙이 잘 적용되지 않는, 다시 말해 사람마다 치료에 대한 반응이 제각기 다르기 때문에 두뇌 게임이 필요하다. 그러려면 암에 대한 이해부터 선행돼야 한다. 암을 예방하거나 치유하기 위해서는 그것의 발생 메커니즘과 약점을 훤히 꿰뚫고 있어야 한다.

암을 통해 놀라운 생명 현상을 이해하고, 나아가 공존의 이치를 깨우치면 생사生死를 초월한 제3지대를 넘볼 수 있다. 설령 그렇게까지는 못 되더라도 암의 시련을 극복할 수 있는 훌륭한 전략을 얻을 수 있을 것이다.

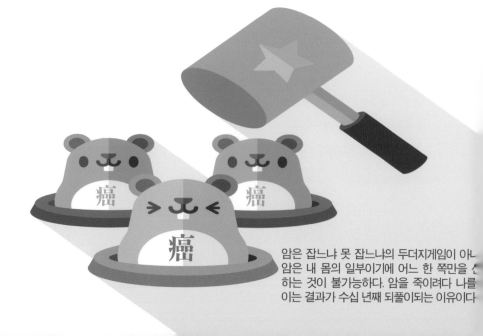

암은 잡느냐 못 잡느냐의 두더지게임이 아니다. 암은 내 몸의 일부이기에 어느 한 쪽만을 선택하는 것이 불가능하다. 암을 죽이려다 나를 죽이는 결과가 수십 년째 되풀이되는 이유이다.

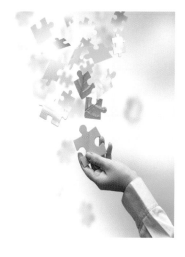

 필자는 암 전공자가 아니기에 연구 논문처럼 어떤 새로운 사실을 적시할 능력이 없다. 그래서 본서에 나오는 암에 관한 이론들은 대부분 기존 학설들을 인용한 것에 불과하다.

 하지만 어떤 틀에도 매이지 않았기에 제도권과 비제도권을 아울러 자유롭게 재구성할 수 있었다. 독자들이 보다 쉽게 암을 이해하도록 필요한 자료들을 발췌하고, 군데군데 나름의 해석을 가했다. 특히 암을 세포 독립화 현상으로 정의하고 이것을 토대로 힐링과 면역의 중요성을 언급한 점은 본서만의 특징이라 하겠다.

 이렇게 분석과 통합의 시각을 넘나들다 보니 다소 문학적이고 철학적이라는 비판도 있을 수 있다. 그렇더라도 암이 다른 질병에 비해 우리의 의식과 밀접하게 연관되어 있다는 점만은 확실히 해두고 싶다. 스트레스나 힐링(healing)이 암의 발생과 치유에 각각 연관되고, 따라서 물리적 예방이나 치료에만 국한하지 말고 정신의 힘을 부쩍 키워야 한다.

 저승의 그림자를 길게 드리우며 나타나는 암! 현대의학도 절절매게 하는 두려운 대상임에 분명하지만, 우리에게 잠재된 영적 힘을 치료에 더한다면 기필코 극복할 수 있을 것으로 믿는다.

 모쪼록 본서를 통해 암의 실상을 한눈에 이해하고 그 대책을 짜는데 유용하게 활용했으면 한다. 아울러 죽음의 명제를 통해 자아의 본질을 찾는 계기까지 마련한다면 더 없는 바람일 것이다.

2017년 立春 度海 기우근 合掌

목차

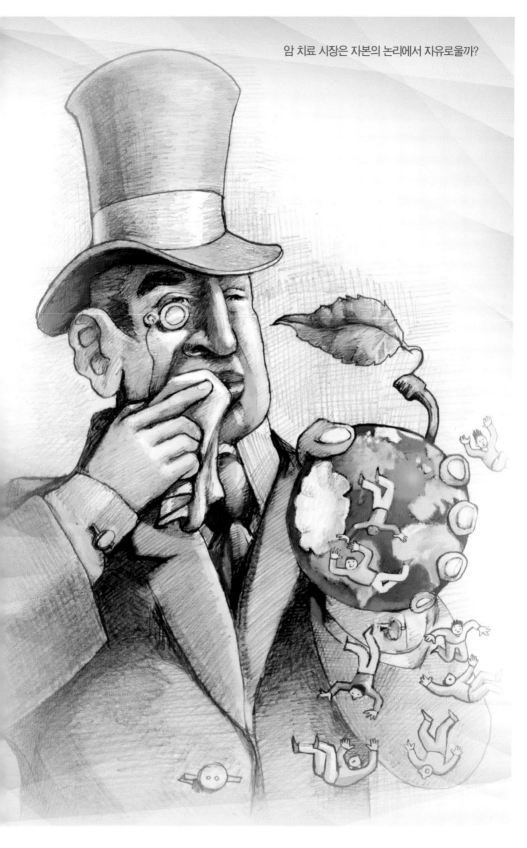

암 치료 시장은 자본의 논리에서 자유로울까?

1 죽음은 왜 찾아오나?

영원히 살면 얼마나 좋을까?

한 번쯤 이런 생각을 해 봤을 것이다. 그런데 영원토록 지금 모습으로 살아간다면 정말로 즐겁고 행복하기만 할까?

'나'를 구별하는 특징은 기억에 담긴 정보 체계에 있다. 그것이 어떤 형태로든 소멸하지 않고 남아 있게 되면 죽었다고 할 수 없다. 하지만 일정한 틀거지 내에서 지속되는 변화는 한계가 있기 마련이다. 그래서 새로운 창조를 위해서는 어느 시점에 반드시 재구성돼야 한다. 이때 불현듯 찾아오는 것이 죽음이다.

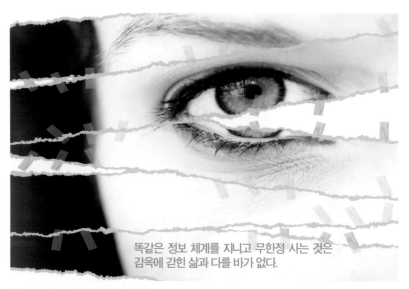

똑같은 정보 체계를 지니고 무한정 사는 것은
감옥에 갇힌 삶과 다를 바가 없다.

 죽음은 창조를 위한 지우개이다. 그러니 적당한 때에 죽어 줘야 이치에 맞고 그것이 참된 행복이다.

 하지만 사람들은 너 나 할 것 없이 죽음이 너무 빨리 찾아온다고 아우성이다. 나이가 들수록 세월의 속도는 가중되고, 인생의 허무함은 배가된다.

 그런데 알고 보면 수명은 진화의 과정에서 우리 스스로 선택해서 정해 놓은 기한이다. 까마득한 옛 선조 때부터 되풀이했듯이 하나의 독립 생명체로 있는 한 불로불사不老不死를 기대할 수는 없다.

 나의 생체 시계는 언제 멈출 것인가?

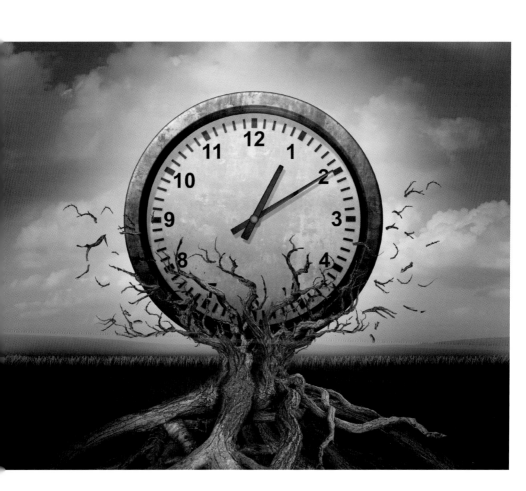

태어나면서부터 정해진 수명을 천수天壽라고 한다. 온갖 질병이나 사건사고의 방해를 받지 않았을 때 살 수 있는 자연적 수명이다. 이것을 결정하는 가장 중요한 요인은 산소와 유전자이다.

산소(Oxygen)의 중요성은 언급할 필요조차 없다. 단 몇 분만 이것과 멀어져도 사망하게 되니 말이다.

그런데 산소는 매우 강력한 독가스이다. 쇠붙이도 녹슬게 해 부수고 불꽃을 일으켜 주변을 태울 수 있는 위험한 기체이다. 그래서 산소가 가득한 지구에서 생명체가 번성하는 것은 결코 쉬운 일이 아니다. 그럼에도 바닷속 미생물들은 산소를 중화해 에너지로 치환하는 쪽으로 진화했고, 마침내 미토콘드리아(mitochondria)가 등장하면서 급진전이 이뤄졌다.

미토콘드리아가 산소의 독성 문제를 해결했다고 하지만 스스로 진화하기에는 역부족이었다. 기존의 구조를 바꾸려다 잡았던 산소를 다시 놓칠 여지가 많았기 때문이다. 그래서 하는 수 없이 다른 생명체 속에 들어가 기생하는 쪽을 선택했다.

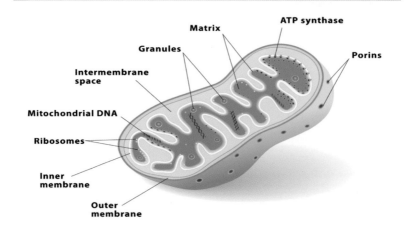

MITOCHONDRION

- Matrix
- ATP synthase
- Granules
- Porins
- Intermembrane space
- Mitochondrial DNA
- Ribosomes
- Inner membrane
- Outer membrane

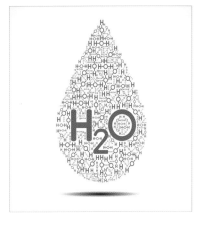

미생물들이 미토콘드리아의 도움을 얻자 대사활동이 눈에 띄게 활발해졌다. 두려움의 대상이던 산소를 오히려 에너지원으로 끌어다 쓰면서 무럭무럭 번식해 나갔고, 진화에 진화를 거듭해 다양한 생명체로 분화할 수 있었다.

수십 억 년이 지난 오늘, 미토콘드리아는 살아 있는 모든 생명체 속에서 경이로운 창조를 이루고 있다. 아직도 미토콘드리아는 생명체의 일부가 아닌 독립적인 박테리아로 살아 있다. 그럼에도 자신의 고유한 삶을 뒤로하고 남의 몸에 들어가서 열심히 산소 발전기를 돌리고 있는 것이다.

그래서 어찌 보면 생명이란 미토콘드리아가 집단으로 경영하는 농장이고, 여기서 발생하는 의식이란 이들 미토콘드리아의 전체 회의를 거쳐 나오는 공동의 목소리인지도 모른다. 그만큼 미토콘드리아가 생명에 차지하는 역할은 막중하다 할 것이다.

미토콘드리아는 왜 자신의 삶을 버리고 다른 생명체의 일부가 되어 살아가는 것일까? 혹시 그들은 개체와 전체의 구분을 초월해 하나의 의식으로 연결돼 있는 건 아닐까?

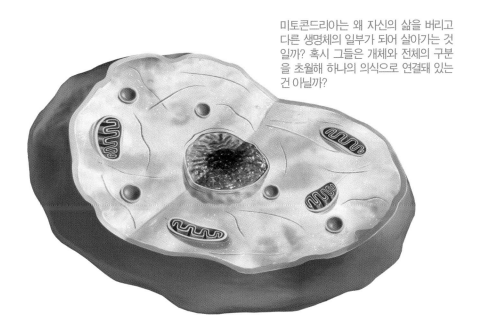

그런데 불행히도 미토콘드리아의 방어막은 영구적이지 않다. 생명체들은 산소로부터 손쉽게 에너지를 얻는 대신 값비싼 대가를 치르게 된다. 바로 노화와 죽음이다.

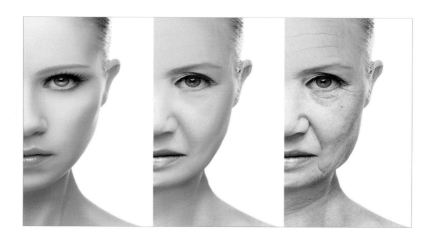

미토콘드리아가 산소의 독성을 막아주고 있지만 늘 그렇듯 가장 큰 문제는 폐기물에서 발생한다. 미토콘드리아가 산소를 에너지로 바꾸면서 발생하는 찌꺼기, 바로 활성산소(active oxygen)이다. 이것은 산소의 분자 구조가 불안정해져 활동력이 왕성해진 것으로, 그 독성이 가히 원자력 발전소의 핵폐기물을 방불케 한다.

산소는 우리 몸속에서 대략 100초 이상 머무르지만 활성산소는 불안정한 구조 때문에 100만~10억 분의 1초 정도만 존재한다. 하지만 그 반응성이 매우 커서 폭탄이 터지는 것처럼 주변 세포에 심각한 해악을 끼친다. 피해가 누적되면 마치 녹슨 것처럼 장기나 피부조직이 누렇게 변해 가는데, 이것을 일러 노화老化라 한다. 생명체가 산화되어 서서히 죽어가는 현상이다.

그런데 조용히 늙어만 가면 그래도 괜찮다. 활성산소는 폐와 심장, 간, 위, 콩팥… 등은 물론이고 동맥혈관의 벽까지 공격한다. 공격이 잘 안 먹힐 때는 콜레스테롤과 결합해 혈관 안쪽에 들러붙기까지 한다. 기름 덩어리를 덕지덕지 붙이고 산화시켜 썩은 버터처럼 만든다. 청장년 시절부터 이런 노폐물이 쌓여 가다가 노년기에 접어들면 생명을 위협할 정도로 심각해진다.

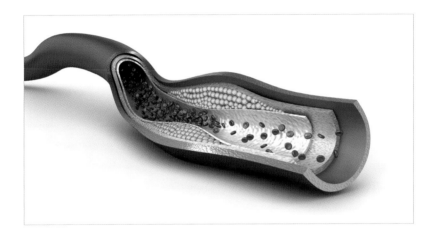

인체에서 가장 중요한 뇌도 예외는 아니다. 체중의 2%밖에 안 되는 뇌지만 전체 산소의 20%를 끌어다 쓰고 있으니 결코 안전지대라 할 수 없다. 더군다나 뇌세포는 일반 세포보다 연하고 섬세해 산소의 독성에 더욱 취약하다. 그래서 최대한 산소 사용을 자제하기 위해 망각과 생략, 모방의 기능이 발달했다. 그럼에도 의외의 곳에서 산소가 대량 유입되는데, 바로 스트레스(stress)이다.

스트레스를 받으면 온갖 번뇌 망상이 일어나면서 뇌는 활발히 반응하게 된다. 이때 엄청난 양의 산소를 필요로 하고, 뇌세포 속의 미토콘드리아는 이에 부응해 열심히 에너지와 함께 활성산소를 토해낸다.

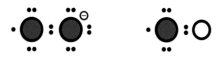

superoxide anion   hydroxide radical

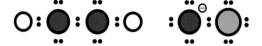

hydrogen peroxide   hypochlorite anion

부정적 생각을 하면 할수록 산소의 유입량은 많아지고 결과적으로 그 부산물인 활성산소가 대량으로 쏟아져 나온다. 결국 이들의 폭격을 맞아 뇌세포가 하나둘씩 죽으면서 기억력이 감퇴하고 심하면 치매를 비롯한 각종 뇌질환에 걸리게 된다.

더 무서운 것은 암의 원인도 된다는 것이다. 활성산소는 짝짓기 경쟁에서 밀려난 외톨이다. 그래서 늘 자신의 짝을 찾아 헤매다가 각각의 세포로부터 전자(-) 하나를 빼앗아 오면서 해결한다. 세포들은 전자(-)를 뺏기지 않으려 방어하다가 활성산소에게 실컷 두들겨 맞는데, 이 과정에 DNA가 손상되기도 한다. 이때 다른 안 좋은 요인들이 겹쳐지면 암세포로 변형된다.

암을 비롯해 인간이 지닌 질병 가운데 무려 90%나 활성산소와 관련이 있다고 하니, 그 폐해가 얼마나 큰 지 짐작하고도 남음이 있다.

이렇게 온몸이 활성산소에 의해 만신창이가 되면서도 산소의 공급을 멈출 수 없다. 생명 활동을 하는 근본 에너지원이기 때문이다. 결국 미토콘드리아가 준 생명은 그가 끌어 쓰는 산소와 그 부산물인 활성산소에 의해 죽게 된다. 산소!… 이것은 생명의 젖줄이면서도 각종 질병과 노화, 그리고 죽음의 원인인 것이다.

그런데 산소와 활성산소에 의해 우리 몸이 산화되더라도, 세포 재생만 꾸준히 일어나면 수명을 얼마든지 연장할 수 있다. 죽어가는 세포를 계속해서 새로운 세포가 대체하면 죽음을 비껴갈 수 있다. 하지만 기이하게도 우리의 DNA는 세포가 무한정 재생되는 것을 허용하지 않는다. 그 덕에 불행인지 다행인지 한정된 수명을 지니게 됐다.

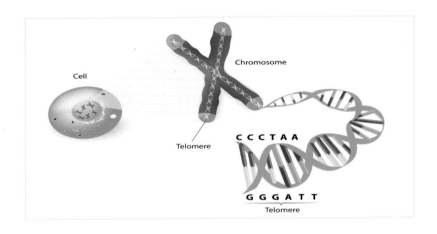

DNA 내에서도 특히 수명에 관련된 유전 물질이 있으니 바로 텔로미어 (telomere)이다. 이것은 염색체 말단의 염기서열 부위를 말하는데. 세포가 분열할수록 그 길이가 계속해서 짧아진다. 그리고 이것에 비례해서 노화가 촉진되고 결국 세포 복제가 멈추면서 죽게 된다.

그런데 텔로미어를 왜 띠 형태로 만들었을까?

원형으로 이루어져 세포분열에 상관없이 재생된다면 죽지 않고 영원히 살 수 있지 않을까? 박테리아처럼 말이다.

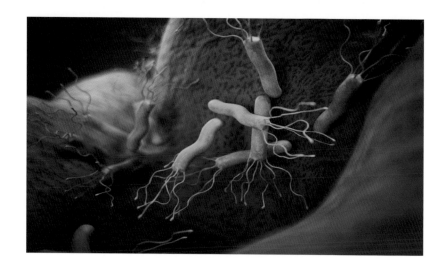

오늘날 접하고 있는 모든 종류의 세균들은 태곳적부터 지금까지 살아 있는 것들이고, 앞으로도 쭉 그럴 것이다. 치명적인 외부 조건만 없으면 그들이 지닌 수명은 반영구적이다.

그렇다면 왜 우리는 그들 미생물처럼 원형으로 된 텔로미어를 취하지 않았을까? 그랬다면 지금처럼 죽음을 논제로 삼을 필요도 없지 않겠는가.

대답은 간단하다. 불로장생을 택했던 대장균은 수억 년이 지난 오늘날에도 그냥 대장균일 뿐이다. 반면에 죽음을 택했던 태곳적 생명체는 수억만 개의 종으로 분화했고 결국 인간이라는 걸작을 만들어 내기에 이르렀다.

왜 그런가 하면, 띠 모양의 DNA는 결합할 수 있는 구조로 되어 있기에 「1(아버지)+1(어머니)=2(자식)」라는 등식을 가져온다. 보다 나은 무언가를 위해 기꺼이 희생하는 구조로서, 여기서 진화가 이뤄지면서 새로운 가치를 창출하게 되었다. 자식을 위해 죽는 구조로 되어 있는 것, 이것이 띠 모양의 DNA를 지닌 모든 생명체의 운명인 것이다.

　지금 이 순간에도 우리 몸의 체세포들은 새로운 가치를 위해 기꺼이 자살을 선택하고 있다. 이것을 세포사멸(Apoptosis), 혹은 공사共死라 하는데 새잎을 돋우기 위해 자리를 피해 주는 헌 잎의 배려이다.

　요컨대 우리는 산소를 통해 생명을 얻었고 그로 인해 늙고 죽게 된다. DNA 설계를 통해 불로장생하는 방법이 있음에도 과감히 죽음을 선택했다. 대장균으로 수억 년을 사는 것보다 인간으로 짧게 사는 편이 낫다고 판단한 것이다. 과연 그 선택은 옳은 것일까?

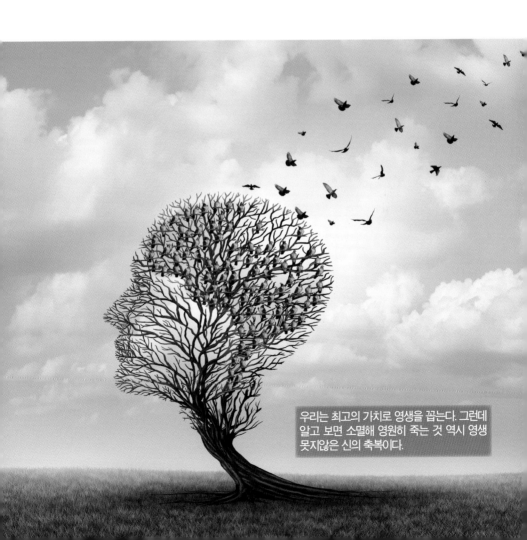

우리는 최고의 가치로 영생을 꿈꾼다. 그런데 알고 보면 소멸해 영원히 죽는 것 역시 영생 못지않은 신의 축복이다.

2 병病이란 무엇인가?

70억 인류가 살고 있지만 무병장수에 대한 갈망은 공통된 바람이다. 건강하게 자신의 명命대로 살다 죽는 것만큼 복 받은 인생도 드물 것이다.

그런데 우리의 몸은 나무나 돌처럼 단단하지 않다. 대부분 가죽으로 된 물주머니로 채워져 있다 보니 연약하고, 그래서 셀 수 없이 많은 질병과 씨름하며 살아간다. 자고로 「싸우기에 앞서 적을 알아야 한다」고 했으니, 병에 걸리지 않기 위해 먼저 그 원인자를 살펴볼 필요가 있겠다.

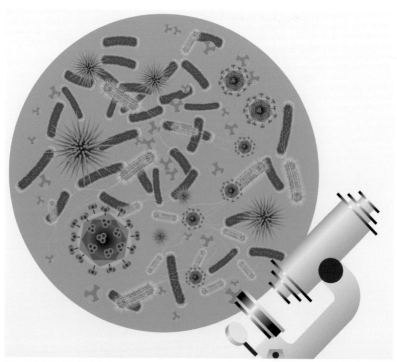

산업화가 가속화하면서 병의 원인도 다양해졌지만 그 핵심만 추려 보면 대략 일곱 가지를 꼽을 수 있다. 바이러스(virus), 세균(bacteria), 프리온 (prion), 균류(fungus), 장내 기생충(helminths), 독소(toxins), 그 밖의 기 생충(other parasites)이다.

이들 가운데 광범위하게 병에 관여하는 것은 세균과 바이러스이다. 이 둘만 잘 막아내도 웬만한 질병은 거의 다 해결할 수 있다.

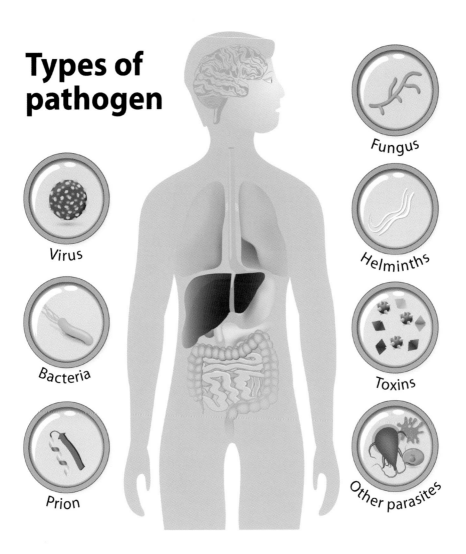

Types of pathogen

Virus

Bacteria

Prion

Fungus

Helminths

Toxins

Other parasites

우리는 태어나는 순간부터 세균·바이러스와 목숨을 건 기나긴 전쟁을 시작한다. 기본적으로 맞아야 하는 예방 주사만 해도, 결핵(BCG), B형간염, 파상풍(DPT), 소아마비(폴리오), 뇌수막염(Hib백신), MMR(홍역·볼거리·풍진), 수두, 일본뇌염, 독감, 폐구균, 로타장염, A형간염… 등이 있다.

수시로 병원을 왕래하면서 자연스럽게 현대의학에 대한 신뢰는 커지고, 감기를 비롯해 어떤 질병에 걸렸을 때 의사의 진단을 받아 주사를 맞고 약을 타는 일을 당연시하게 됐다. 그 덕분에 현대인은 과거보다 건강하게 오래 살 수 있다는 믿음도 생겼다.

그런데 햇살이 비치면 그림자가 생기듯, 현대의학의 업적만큼이나 부작용 역시 커지고 있다. 바로 약의 오남용이다.

2017년 1월에 발표한 영국 정부의 보고서에 따르면, 지금처럼 항생제를 오남용하면 2050년에 이르러 전 세계에서 연간 1000만 명이 항생제 내성균에 의해 사망할 것이라고 한다.

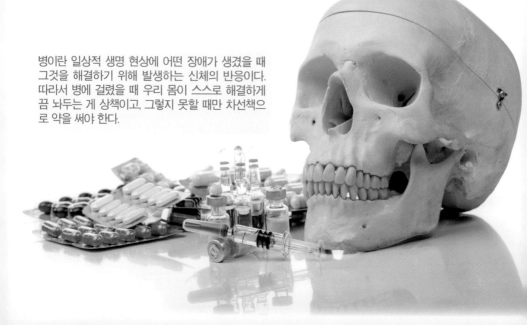

병이란 일상적 생명 현상에 어떤 장애가 생겼을 때 그것을 해결하기 위해 발생하는 신체의 반응이다. 따라서 병에 걸렸을 때 우리 몸이 스스로 해결하게끔 놔두는 게 상책이고, 그렇지 못할 때만 차선책으로 약을 써야 한다.

우리의 몸은 수억 년 동안 세균·바이러스와 전쟁을 하면서 어떻게 공생하는지에 대한 연구가 나름 잘 되어 있다. 가끔씩 처음 접하는 변종들에게 떼죽음을 당하지만서도 말이다.

생명이란 온실 속 화초처럼 좋은 여건에서만 발아하는 건 아니다. 아마 생태계에 천적이 없었다면 지금과 같은 고등 동물들은 찾아보기 어려웠을 것이다. 다윈(Darwin)이 말했듯이 생명이란 모진 역경을 극복하는 과정에서 진화하고, 그렇게 해서 오늘의 우리도 있게 된 것이다.

그렇다면 우리 인간은 세균·바이러스에 어떻게 대처해 왔을까?

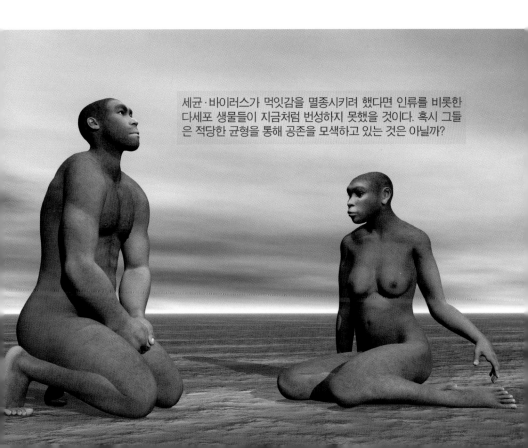

세균·바이러스가 먹잇감을 멸종시키려 했다면 인류를 비롯한 다세포 생물들이 지금처럼 번성하지 못했을 것이다. 혹시 그들은 적당한 균형을 통해 공존을 모색하고 있는 것은 아닐까?

살아남기 위해서 우리가 선택한 것은 기이하게도 **병病**이었다. 세균이나 바이러스가 침투하면 우리의 면역免疫은 그것들을 퇴치하기 위해 병을 일으킨다. 대체로 세균은 염증으로, 바이러스는 발열을 일으켜 각각 대응한다.

감기를 예로 들어 보자. 감기 바이러스가 우리 몸에 침투하면 1차적으로 기침이나 가래, 콧물, 재채기… 등으로 대응한다. 다행히 그 정도로 적이 약해지면 우리 몸은 다시 정상이 된다.

하지만 1차 관문이 뚫려 바이러스가 체내로 깊숙이 들어오면 그것들의 활동에 제약을 주기 위해 체온[2]을 높인다. 체온이 올라가면 바이러스의 힘은 약해지고, 이때에 맞춰 백혈구가 활발히 움직이며 그것들을 퇴치한다. 더불어 B림프구가 항체를 만들어 미래의 침입에도 대비한다.

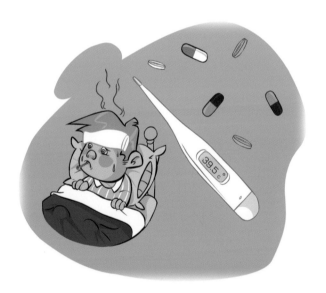

---

2). 일본의 이시하라 유우미(いしはらゆうみ) 박사의 연구에 따르면, 체온이 1도 떨어지면 면역력은 30퍼센트 낮아지고, 반대로 체온이 1도 올라가면 면역력은 5배 높아진다고 한다. KBS [생로병사의 비밀]-「열이 몸을 살린다」 편에서는 365일 36.5° 의 체온을 유지하는 것이 왜 중요한지에 대해 보도하기도 했다.

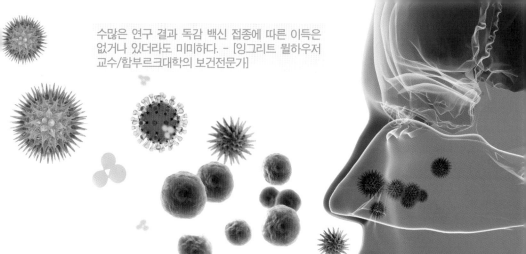

이 정도면 웬만한 감기는 치료된다. 하지만 간혹 그 후유증이 남게 되는데, 바로 연이은 세균의 침입 때문이다. 바이러스에 상처를 입은 세포는 세균이 번식하기에 알맞은 환경이다. 그래서 감기가 끝날 무렵 코나 목 부위에 세균들이 달라붙는데, 우리 몸은 이것들을 퇴치하기 위해 또다시 부기, 발열, 염증… 등의 병을 일으킨다. 그래서 다소 불편하더라도 그대로 두면 저절로 알아서 치료가 된다.

면역학자들이 으레 얘기하듯, 한 해에 한두 번씩 걸리는 감기는 면역의 힘을 키우는 데 매우 중요하다. 비유하자면 적군의 침입에 대비해 매년 군사 훈련을 실시하는 것과 같다. 감기를 통해 인체 면역 기능이 활발해지고 더 큰 병에 대비할 수 있는 힘을 갖추게 된다.

그런데 너무 자주 훈련을 하면 일상사가 불편해진다. 가끔 도로에 군용 차량들이 줄지어 나타나면 운전하는 데 여간 불편한 것이 아니다. 그렇듯 면역 훈련이 과하게 실시되면 생활이 불편해지는데, 이것이 바로 알레르기이다.

알레르기(allergy)란 세균·바이러스 같은 적군이 침입한 것도 아닌데 면역 시스템이 작동해서 가려움·발진·염증 등을 일으키는 증세이다. 꽃가루나 집 먼지 같이 지극히 사소한 것에도 면역이 과잉반응해 생기는 현상으로, 불편 하긴 해도 그 이면엔 면역이 건강하게 살아 있음을 알게 해 준다.

그런데 오늘날의 사람들은 감기나 알레르기가 발생했을 때 어떻게 하나?

병원에 가서 주사를 맞거나 약을 타서 복용하는 것이 태반이다. 세균·바이러 스나 각종 염증에 특화된 약물은 거침없이 그 효력을 발휘한다. 병을 방치하 던 때에 비하면 끓어오르는 열이 빨리 내려가고 부기가 가라앉으면서 통증 도 사라진다.

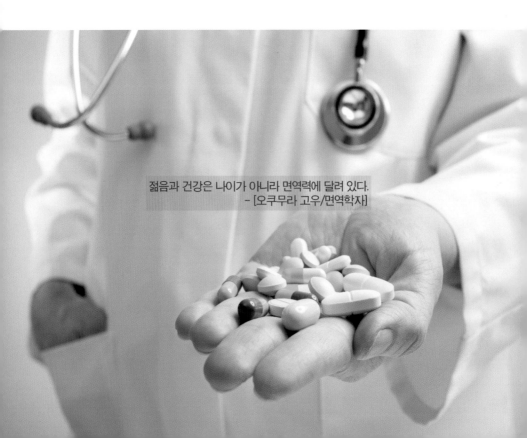

젊음과 건강은 나이가 아니라 면역력에 달려 있다.
- [오쿠무라 고우/면역학자]

계약서에 사인은 하지 않았지만 우리 인류와 세균·바이러스 사이에는 공정한 게임에 대한 암묵적 동의가 있었다. 그런데 현대의학의 도움으로 화학물질을 체내에 투입함으로써 그런 룰(rule)은 깨졌다.

이렇게 되자 세균·바이러스에도 비상이 걸렸다. 바이러스는 변종을 더욱 다양하게 일으켰고, 세균은 약물에 대한 내성을 키워 그 힘을 증가시켰다. 과학자들 역시 이에 뒤질세라 더욱 강력한 신약을 개발했고, 마치 무기 경쟁을 하는 것처럼 양자 간의 다툼은 그 끝을 향해 달리게 됐다.

그래서 결과적으로 우리는 이득을 보았을까?

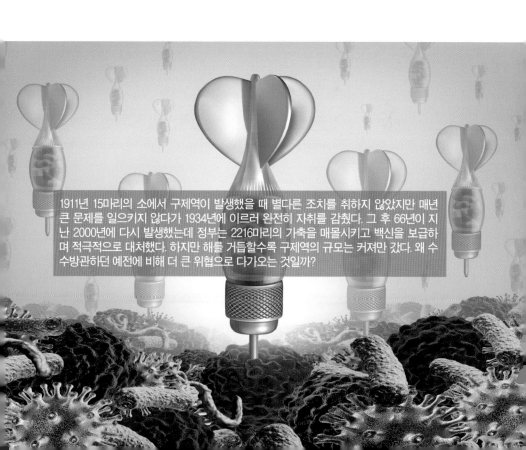

1911년 15마리의 소에서 구제역이 발생했을 때 별다른 조치를 취하지 않았지만 매년 큰 문제를 일으키지 않다가 1934년에 이르러 완전히 자취를 감췄다. 그 후 66년이 지난 2000년에 다시 발생했는데 정부는 2216마리의 가축을 매몰시키고 백신을 보급하며 적극적으로 대처했다. 하지만 해를 거듭할수록 구제역의 규모는 커져만 갔다. 왜 수수방관하던 예전에 비해 더 큰 위협으로 다가오는 것일까?

생활 곳곳에 현대의학의 도움은 매우 컸다. 한 가지 치과만 예를 들어도 그렇다. 어렸을 적 커다란 펜치를 들고 동네를 누비던 야매 고물상집 아저씨와, 그 펜치에 썩은 이가 뽑힐 때 나던 자지러지던 비명 소리는 실로 공포의 대상이었다.

그런 시절이 아득한 옛 추억이 될 수 있었던 것도 모두 현대 의학의 덕분이다. 눈을 돌려 종합병원에 딸린 응급실만 보아도 우리가 얼마나 많은 현대의학의 혜택을 입고 사는지 실감할 수 있다.

그런데 면역에 대한 부분만은 그렇게 쉽게 생각할 일이 아니다.

세균·바이러스와의 전쟁은 표면적으로 우리가 좀 더 우세한 것처럼 보인다. 감기나 알레르기가 발생했을 때 그냥 놔두기보다 약을 먹을 때의 결과가 더 좋으니 말이다. 사실 감기나 알레르기의 치료 약은 원천적으로 없지만, 그래도 증세를 어느 정도 완화해 주니 사람들은 꽤나 만족해한다.

하지만 우리는 매우 중요한 사실을 간과하고 있다. 약의 도움을 받게 되면서 면역이 하던 군사 훈련이 축소 내지 중단되는 사태를 맞게 됐다는 점이다.

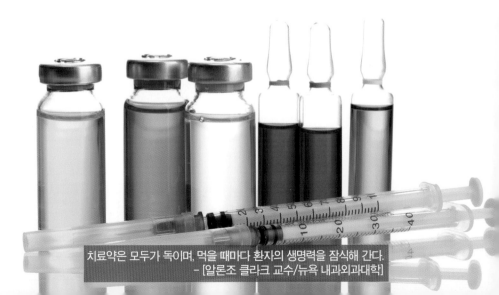

치료약은 모두가 독이며, 먹을 때마다 환자의 생명력을 잠식해 간다.
- [알론조 클라크 교수/뉴욕 내과외과대학]

우리의 면역이 발열[3]을 일으켜 바이러스를 퇴치하려는 때에 해열제가 투입된다. 염증을 일으켜 세균을 물리치려 하면 소염제가 주입된다. 통증을 일으켜 경보를 울리려 하면 진통제가 복용된다. 이런 일이 반복되면서 면역의 경보·방어·공격 시스템은 조금씩 녹슬어 갔고, 그만큼 우리 몸은 약해지게 됐다.

현대의학의 발전 속도는 눈부시게 빠르다. 그런데 그것 못지않게 세균·바이러스의 변화도 무쌍하다. 만에 하나 현대의학이 세균·바이러스에게 뒤쳐지는 날이 오면 그때엔 14~16세기 유럽의 흑사병이나 1918~1919년 스페인 독감과 같은 대형 참사가 일어날 것이다.

심지어 백신 개발이 계속해서 늦어지면 인류의 종말이 될 수도 있다. 따라서 우리는 세균·바이러스와의 전쟁에 자만하기보다 심도있고 냉철하게 들여다 볼 필요가 있다.

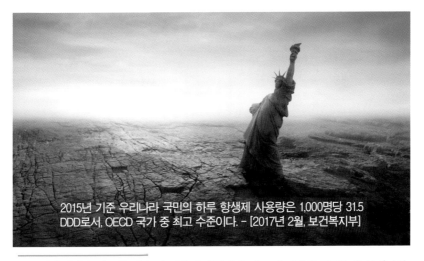

2015년 기준 우리나라 국민의 하루 항생제 사용량은 1,000명당 31.5 DDD로서, OECD 국가 중 최고 수준이다. - [2017년 2월, 보건복지부]

3). 3개월 시한부 선고를 받은 한 일본인 암환자가 어느 날 병원을 찾았는데, 암세포의 상당 부분이 저절로 소멸됐다는 놀라운 결과가 나왔다. 그에게 변화가 있었다면 오직 하나 독감에 걸려 무려 1주일 동안 39℃의 고열에 시달렸다는 것뿐이다. 이는 체온과 면역의 관련성에 대한 연구를 촉발하는 계기가 됐다.

3 암癌을 유발하는 물질은 무엇인가?

인류의 운명보다 더 급한 것은 각자의 발등에 떨어진 불을 끄는 일이다. 이런저런 약으로 작은 병들에서 해방된 우리에게 닥쳐온 것은 생사生死가 걸린 중대한 병이었다. 그 대표적인 것으로 암을 꼽을 수 있다.

癌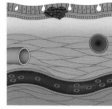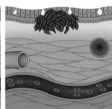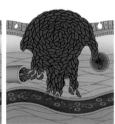

한자를 보면 口(세포)들이 죽지 않고 山처럼 쌓여만 가는 병임을 짐작케 한다. 세포는 두 개로 분열하면 하나는 죽는다. 그래야 우리 몸이 정상을 유지하며 활동할 수 있다. 그런데 암세포는 어찌 된 일인지 두 개로 분열해도 둘다 죽지 않는다. 그렇게 죽지 않고 증식만 하니 결국 목숨을 위태롭게 한다.

주변 사람들을 한번 둘러보라. 놀랍게도 그들 가운데 대략 35% 이상이 암에 걸릴 운명이다. 암이 있는 것도 모른 채 죽는 사람들까지 고려하면 40%를 훌쩍 넘길 것이다.

세계적인 종양학 분야 전문지인「The Lancet Oncology」의 2012년 5월 31 일자를 보면 충격적인 연구 결과가 실려 있다. 2030년이 되면 암 발생률이 극빈국에서 90% 이상, 세계적으로는 75% 증가할 것이라는 내용이다. 이쯤 되면 두 명 가운데 한 명 이상이 암에 걸린다는 얘기가 된다.

그렇다면 과거 사람들은 암 발생률이 어느 정도 되었을까?

옛 문헌에 보면 암으로 추정되는 적취(積聚)·식적(食積)·장담(腸覃)·육종 (肉腫)·혈종(血腫)·종독(腫毒)·유암(乳巖)…등의 병명이 나온다. 하지만 그 로 인해 죽는 사람들이 그렇게 많지 않아 큰 비중을 갖지는 않은 것 같다. 그러다가 1910년대에 20명 중 1명, 1940년대에 16명 중 1명, 1970년대에 10명 중 1명으로 늘었고, 오늘날은 3명 중 1명이 암에 걸리게 되었다.

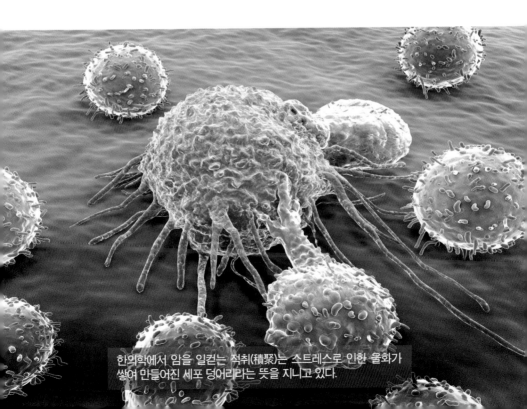

한의학에서 암을 일컫는 적취(積聚)는 스트레스로 인한 울화가 쌓여 만들어진 세포 덩어리라는 뜻을 지니고 있다.

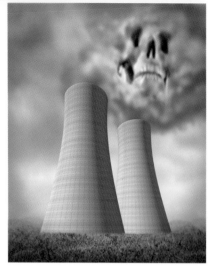

현대에 이르러 암 발생 빈도가 높아진 이유에 대해 뚜렷한 정설은 없다. 다만 발암물질에 노출되면 암 발생 확률이 높아지고, 암으로 진행되는 과정이 꽤 오래 걸린다는 사실로 미루어, 산업화에 따른 발암물질의 증가와 연장된 수명이 암 발생 빈도를 높인 것이 아닌가 추정해 볼뿐이다.

그렇다면 암은 어떤 이유로 생길까?

우리 몸은 매일 수시로 세포 분열을 하면서 생명을 유지한다. 세포의 수가 무려 60~100조 개에 이르는 것을 감안하면 그 가운데 돌연변이가 생겨나는 것도 전혀 이상하지 않다. 우리 몸 구석구석에 암세포가 있을 확률은 매우 높고, 은연중 그것들과 함께 살아가고 있다.

그런데 문제는 암세포가 성장하도록 부추기는 것들에 있으니, 바로 발암물질이다. 국제암연구소(IARC)에서는 1970년부터 전 세계의 암 발생 자료를 조사해 발암물질을 지정하고 있다. 우리가 잘 아는 것들만 대략 나열해 보면 다음과 같다.

햇볕(자외선), 방사선(X선), 술, 담배, 커피[4], 젓갈, 스트레스, 그을음, 석면, 라돈, 자동차 매연, 납, 나프탈렌, 휘발유, 유리섬유, 벤젠(플라스틱, 인조고무), 벤조피렌(숯불구이 연기), 전자파(핸드폰)···

4). 2016년 6월 15일 국제암연구소(IARC)가 커피를 발암물질 목록에서 제외했지만, 65도 이상으로 뜨겁게 마시는 경우 식도암 위험이 증가할 수 있다는 경고는 남겨 놓았다. 이는 커피를 가열하는 과정에 퓨란(furan)이라는 발암물질이 생겨나기 때문인데, 인체에 치명적인 양도 아니고 고(高)휘발성 물질이어서 끓인 지 5분 내에 90%가 감소한다. 따라서 뜨거운 커피를 식히면서 천천히 마시는 것이 건강한 음용 방법이다.

위험군인 1, 2군에 속하는 발암물질만 해도 361가지이니, 산업화된 현대 사회 자체가 발암물질 덩어리라고 해도 과언이 아니다. 특히 술과 담배, 커피를 비롯해서 전자파와 자동차의 매연 같은 것은 무인도에 가서 홀로 살지 않는 한 피할 수 없다. 발암물질에서 제대로 해방되려면 원시 사회로 돌아가는 수밖에 없을 것이다.

여기서 한 가지 의문을 가져 보자. 청정 지역에서 최대한 자연에 가깝게 사는 사람들은 도시의 사람들보다 암 발생 확률이 적은가 하는 점이다.

2016년 11월, 보건복지부에서 전국 암지도를 발표했다. 그런데 지역마다 암의 종류에 따른 차이는 다소 있을지언정 암 발생률은 오히려 시골이 도시를 훌쩍 앞서고 있다.

상식적으로 발암물질의 노출이 많은 도시의 암 발생률이 현저히 높아야 한다. 더 나아가 중국의 베이징처럼 미세먼지로 심하게 오염된 곳은 더더욱 그럴 것이다. 하지만 통계는 그렇지 않다는 사실을 여실히 보여 준다.

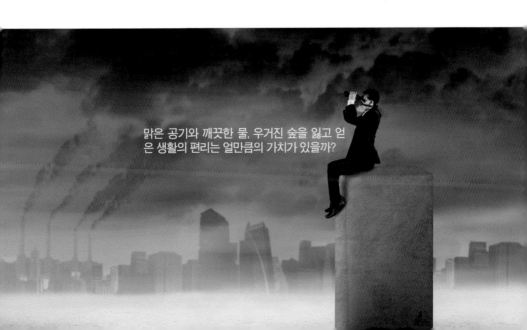

맑은 공기와 깨끗한 물, 우거진 숲을 잃고 얻은 생활의 편리는 얼만큼의 가치가 있을까?

6대 암 발생률 높은 지역							
지역	폐암	위암	간암	대장암	갑상선암	유방암	성별
경기 수원 영통구	○			○		○	女
세종 특별자치구	○	○		○			男
충남 계룡시	○	○			○	○	女
대전 서구	○			○		○	女
전남 영광군	○	○	○				男
전남 목포시	○				○		女
경남 거창군		○	○	○			男
부산 강서구				○	○		女
울산 남구	○			○	○		女
경북 성주군	○	○				○	男
경북 군위군	○			○	○		女
충북 옥천군	○	○		○			男·女
충북 청주 흥덕구	○	○		○			女

 이번에 발표된 지역별 암 발생률을 보면, 위암 1위는 보은군(남 1위, 여 2위), 대장암 1위는 옥천군, 간암 1위는 울릉군(남 1위)과 남해군(여 1위)이다.

 전문가들은 보은군은 짠 음식 섭취를, 옥천군은 걷기 실천율이 낮고 민물 어패류에 발암물질이 있다는 점을, 울릉군과 남해군은 높은 음주 문화를 각각 원인으로 거론한다. 그 밖의 시골 지역은 농약의 과도한 노출에서 암 발생 원인을 찾기도 한다.

 그런데 특정 지역의 식습관과 음주문화, 그리고 농약에 과도한 노출이 다른 지역과 뚜렷이 구분될 만큼의 차이를 보였는지는 의문이다.

 전국의 어촌 마을치고 음주가 성행하지 않는 곳이 없고, 시골 마을치고 농약을 쓰지 않는 곳이 없고, 어느 지역이든 한집 건너 두집 짜게 먹지 않는 곳이 없을 것이다.

 또한 여수나 순천의 산업단지가 이 지역의 갑상선 암에 영향을 끼쳤다고도 하는데, 암 발생 비율이 다른 지역에 비해 현저히 높은 것도 아니고, 그렇다고 다른 산업단지에는 없는 이곳만의 뚜렷한 특징이 있는 것도 아니다. 게다가 매년 암 발생 순위나 그 비율이 바뀌는 것을 보면 꼭 집어 어느 무엇이 암 발생에 영향을 주었다고 단정하기가 어렵다.

 결론적으로 보건복지부에서 발표한 암 지도만 보고는 발암물질이나 식습관과의 연관성을 찾기가 쉽지 않다. 발암물질이나 식습관이 암 발생에 영향을 미치는 것은 맞지만, 중대한 영향력이 있다고 보기에는 다소 무리가 있다.

 그렇다면 암 발생에 가장 큰 영향을 주는 요인은 무엇일까?

 그건 우리 자신에게 있으니, 바로 면역이다. 저하된 면역은 발암물질과 관련된 그 어떤 것보다도 더 큰 문제를 안고 있다.

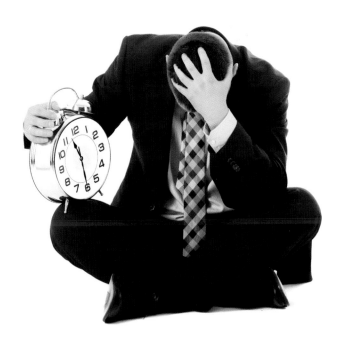

발암물질은 암 발생의 확률을 높이는 것뿐이지 절대적이지는 않다. 우리는 주변에서 과도한 발암물질을 달고 살면서도 멀쩡한 사람들을 쉽게 접할 수 있다. 담배를 하루 두 갑씩 수십 년을 피워 대는 사람, 하루가 멀다 하고 술독에 빠져 고주망태가 되는 사람, 미세 먼지가 가득한 지하도에서 수십 년째 장사를 하는 사람, 원자력 발전소에서 평생을 근무하는 사람, 송전탑 근처에서 장기 거주하는 사람… 등등 발암물질 속에 들어가 살면서도 멀쩡한 경우가 허다하다.

그러다 나중에 탈이 나는 경우가 있긴 하지만 모두가 그런 것은 아니다. 석면 광산에서 일하던 인부 가운데 극히 일부만 폐암에 걸린 경우만 봐도 그렇다. 그 일부의 폐암 발생률이 일반적인 경우에 비해 높은 것으로 보아 석면이 발암물질임에 틀림없지만, 통계가 말해 주듯 모든 사람에게 해당되는 것은 아니다.

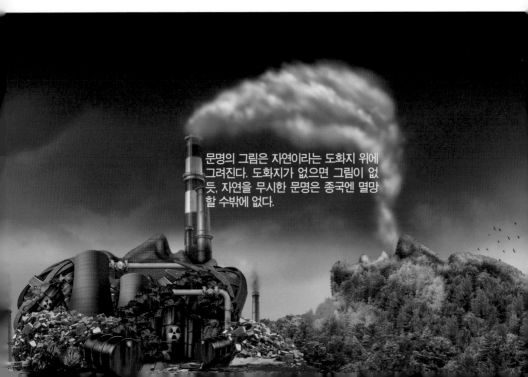

문명의 그림은 자연이라는 도화지 위에 그려진다. 도화지가 없으면 그림이 없듯, 자연을 무시한 문명은 종국엔 멸망할 수밖에 없다.

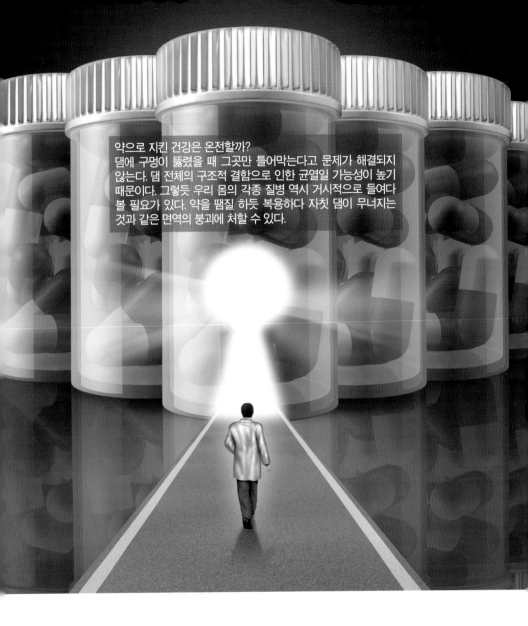

약으로 지킨 건강은 온전할까?
댐에 구멍이 뚫렸을 때 그곳만 틀어막는다고 문제가 해결되지
않는다. 댐 전체의 구조적 결함으로 인한 균열일 가능성이 높기
때문이다. 그렇듯 우리 몸의 각종 질병 역시 거시적으로 들여다
볼 필요가 있다. 약을 땜질 하듯 복용하다 자칫 댐이 무너지는
것과 같은 면역의 붕괴에 처할 수 있다.

　농어촌에 사는 분들 중 상당수가 병원에 가는 불편함 때문에 상비약을 집
안에 비치하고, 열이 나거나 두통이 있을 때 간식을 꺼내 먹듯 수시로 복용하
는 경우가 많다. 이런 습관이 오래 지속되면서 면역에 문제가 생긴 것으로 보
인다. 면역에 있어서만큼은 사람마다 편차가 크기에 암 지도에 나타나듯 불
규칙한 분포를 보이게 된다.

이런 사실들을 종합해 암 발생 요인을 따져 보면, 발암물질보다 각자가 지닌 면역의 비중이 훨씬 크다는 사실을 알 수 있다. 아마 적게는 50%, 많게는 7~80% 이상 면역의 상태가 암 발생에 영향을 주지 않나 싶다.

따라서 유전적 요인에 의해 어쩔 수 없이 암환자가 되는 경우가 아니라면, 자신의 면역에 바짝 신경 쓰는 편이 암을 예방하고 치료하는 데에 보다 효과적일 수 있다. 그렇다고 발암물질에 대한 경고를 무시하라는 건 아니다. 면역에 비중을 두면서 조심할 건 조심하는 것이 건강하게 오래 사는 상책이다.

IMMUNE SYSTEM

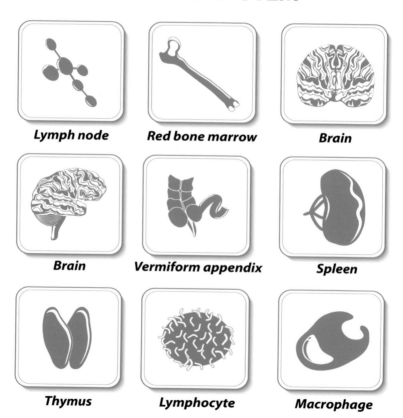

| Lymph node | Red bone marrow | Brain |

| Brain | Vermiform appendix | Spleen |

| Thymus | Lymphocyte | Macrophage |

  암, 그것은 우리 몸 어디서든지 존재할 수 있는 세포 분열의 잔재이다. 공존
하는 내 몸의 일부이므로 그것의 발생을 지나치게 두려워할 필요는 없다.
  중요한 것은 면역의 힘을 일정 수준으로 유지하는 것이다. 이로써 암세포가
머리를 들지 못하게 하고, 어쩔 수 없이 암세포가 둥지를 틀었을 때는 그 전
이 속도를 최대한 늦춰야 한다. 면역과 암이 공생하다 보면 불현듯 암이 사
라지기도 하고, 그렇지 않더라도 거의 자신의 수명 근처까지 가게 된다.

  보건복지부가 2016년 12월에 발표한 보고서에 따르면 갑상선암에 걸린 사
람들의 상대 수명은 100.2%로, 암에 걸리지 않은 일반인들보다 오래 사는
것으로 나온다. 그만큼 건강 관리에 신경을 썼다는 얘기다. 이처럼 암을 통
해 자신의 면역을 되돌아보고 건강의 소중함과 삶의 의미를 일깨우는 지표
로 삼는다면, 무조건 나쁜 존재인 것만은 아닐 것이다.

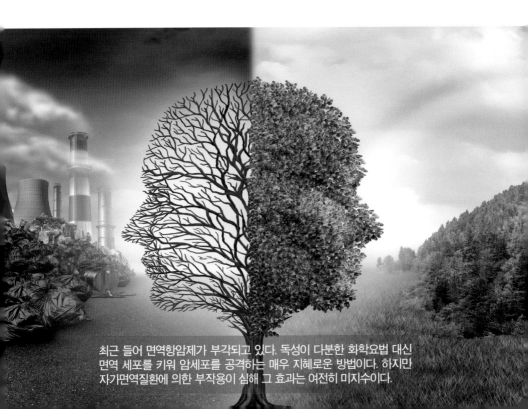

최근 들어 면역항암제가 부각되고 있다. 독성이 다분한 화학요법 대신
면역 세포를 키워 암세포를 공격하는 매우 지혜로운 방법이다. 하지만
자기면역질환에 의한 부작용이 심해 그 효과는 여전히 미지수이다.

4 **암**癌 **치료약은 얼마나 효과 있나?**

　세계보건기구(WHO)는 2014년 2월 3일에 전 세계를 대상으로 암에 대한 강한 경종을 울렸다. 암 발생률이 놀라운 속도로 증가하고 있기에 각국 정부는 이에 대해 새로운 전략을 세워야 한다는 내용이다.

　WHO의 보고서에 따르면, 2012년 1,400만 건이던 신규 암 발생 수는 향후 20년 내에 2,200만 건으로 폭증할 것으로 예측된다. 이 기간 동안 암 사망자는 매년 820만 명에서 1,300만 명으로 늘어난다고 한다.

　이쯤 되면 인류에 커다란 재앙이 아닐 수 없다.

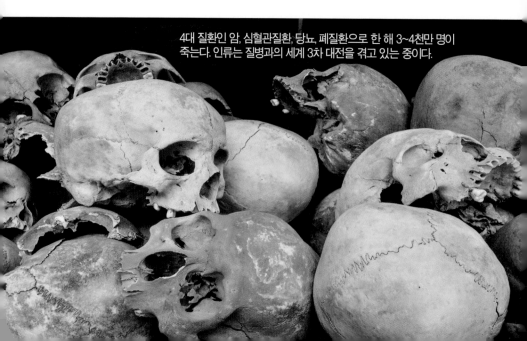

4대 질환인 암, 심혈관질환, 당뇨, 폐질환으로 한 해 3~4천만 명이 죽는다. 인류는 질병과의 세계 3차 대전을 겪고 있는 중이다.

왜 암 발생률이 이처럼 급속도로 증가하는가?

놀라운 과학기술의 발전에도 불구하고 현대의학이 암 앞에서만 무력해지는 까닭은 무얼까?

암 치료가 쉽지 않다는 사실은 누구나 안다. 그래서 조기 검진의 필요성이 대두된 지 오래이다. 그렇다면 건강검진만 열심히 받으면 암을 예방할 수 있을까?

2013년 1월 16일자 KBS 추적60분은 「국가 암 검진 사업의 숨겨진 진실」이라는 제목으로 놀라운 사실을 보도했다. 요점만 추리면, 암 검진의 실효성이 대단히 낮고 그에 따른 부작용도 만만치 않다는 내용이다.

X선이나 CT, MRI 검사를 하면 암으로 의심되는 곳이 나온다. 그러면 좀 더 정밀한 조직 검사를 하게 되는데, 이때 결과가 암으로 확정되는 확률을 보여주는 것이 [암 검진의 양성 예측도]이다.

	위암	간암	대장암	유방암	자궁경부암
평균	3.28	5.65	1.69	0.64	1.3
30~39					1.26
40~49	1.33	2.9		0.5	1.33
50~59	2.69	5.23	1.14	0.7	1.03
60~69	4.87	7.4	1.97	0.94	1.44
70 이상	7.13	6.51	2.72	0.95	1.92

암 검진의 양성 예측도(단위%)

이상의 표를 보면 전체 평균이 대략 2.5%이니, 암으로 의심되는 100명 가운데 2.5명만 진짜 암으로 판정된다. 나머지 97.5%의 사람들은 암이 아닌데도 위험한 검사를 받고 스트레스에 시달렸다는 얘기다.

게다가 발암물질 가운데 가장 높은 위험군에 속하는 방사선에 노출됐다는 점을 고려하면 여간 큰 손해가 아닐 수 없다. 실제로 CT 촬영은 X선에 비해 방사능 노출이 매우 심한데, 이로 인해 암 발생 확률을 높인다는 연구 결과도 있다. 이뿐만 아니라 심심찮게 발생하는 내시경이나 조영제의 부작용까지 더하면 위험도는 훨씬 증가한다.

그런데 더 기가 막힌 것은 이런 위험을 무릅쓰고 암 진단을 받아도, 대략 52%만 암을 찾아낼 수 있다는 사실이다.

	위암	간암	대장암	유방암	자궁경부암
평균	45.25	43.39	59.28	34.82	77.05
30~39					75.23
40~49	46.88	42.45		32.24	74.94
50~59	46.81	40.66	59.71	35.85	76.04
60~69	44.48	44.78	59.4	38.43	79.5
70 이상	44.05	45.63	58.46	41.54	82.76

암 검진의 민감도(단위%)

추적60분에 보도된 이상의 표는 암 검진의 한계를 여실히 보여준다. 표를 보면 암을 찾아낼 확률은 대략 52% 정도 된다. 암이 없다는 판정을 받는다고 해서 안심할 수 없다는 얘기이다. 그래서 건강검진을 꾸준히 받아 왔는데 왜 자신에게 3~4기 암이 발생했느냐며 하소연하는 경우도 적지 않게 생긴다.

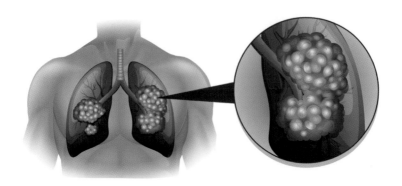

왜 암 발견이 어려울까?

그건 암이 콩알만 하게 커져야 비로소 그것을 찾아낼 수 있기 때문이다. 아쉽게도 현재의 장비들로는 그것보다 작은 크기의 암을 발견하기 어렵다. 쌀알이나 깨알만 한 암은 관측되지 않고 우리의 몸 어디에든 있을 수 있다. 그래서 이런 미세한 암들을 '잔존암' 혹은 '잠복암' 이라 부른다.

암 검진의 문제는 암 수술이나 항암제 투여 후에도 발생한다. 암이 사라졌다고 해서 안심할 수 없는데, 이는 마치 스텔스 폭격기를 상대하는 것과 같기 때문이다. 그것이 눈에 보이면 대공포를 비롯한 온갖 무기를 동원해 퇴치하면 된다. 하지만 많은 피해를 보고 간신히 물리쳐도 레이더에 잡히지 않으면 완전히 무찔렀는지 확인할 길이 없다.

그래서 시간을 두고 기다리면서 다시 공격해 오는지를 살펴야 한다. 대략 5년 동안 재발하지 않으면 일망타진 했다고 판단한다. 물론 그 이후에 다른 종류의 암들이 생겨날 가능성은 얼마든지 있지만서도 말이다.

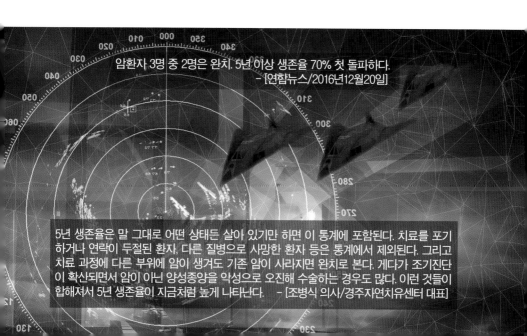

암환자 3명 중 2명은 완치. 5년 이상 생존율 70% 첫 돌파하다.
- [연합뉴스/2016년12월20일]

5년 생존율은 말 그대로 어떤 상태든 살아 있기만 하면 이 통계에 포함된다. 치료를 포기하거나 연락이 두절된 환자, 다른 질병으로 사망한 환자 등은 통계에서 제외된다. 그리고 치료 과정에 다른 부위에 암이 생겨도 기존 암이 사라지면 완치로 본다. 게다가 조기진단이 확산되면서 암이 아닌 양성종양을 악성으로 오진해 수술하는 경우도 많다. 이런 것들이 합쳐져서 5년 생존율이 지금처럼 높게 나타난다. - [조병식 의사/경주자연치유센터 대표]

이렇게 보이지 않는 적을 상대하기에 암 치료는 길고도 힘겨운 여정이다. 더군다나 암이 재발[5]했을 때는 더 큰 문제에 봉착한다. 재발한 암은 이미 항암제의 공격을 견딘 전력이 있기에 내성이 단단히 생겼고, 그래서 치료가 더욱 까다롭다.

다행히 암을 완치했다고 해도 그동안 암과의 전쟁에서 입은 피해 역시 간과할 수 없다. 암을 향해 발사했던 항암제나 방사선은 우리 몸 구석구석을 파괴해 수많은 전쟁 후유증을 남겨 놓는다. 그래서 전후 복구를 얼마나 잘하느냐에 따라서 생존율이 갈리게 된다.

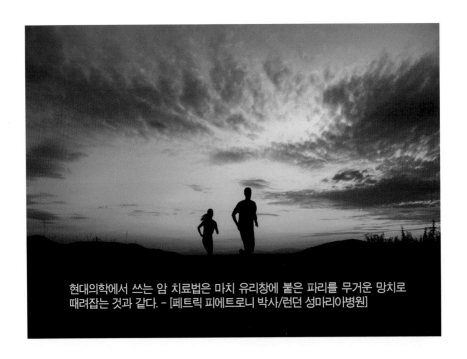

현대의학에서 쓰는 암 치료법은 마치 유리창에 붙은 파리를 무거운 망치로 때려잡는 것과 같다. - [페트릭 피에트로니 박사/런던 성마리아병원]

---

5). 암이 5년 이상 재발하지 않으면 완치됐다는 생각에 몸 관리를 소홀히 하고 정기 검진도 받지 않는 경우가 있지만, 수술 후 5년이 지났더라도 재발할 가능성이 항시 있으므로 암 환자는 정기적인 검진이 필수이다. - [이우용교수/서울백병원 위암센터]

그런데 이토록 위험한 암을 쉽게 고친 사례들이 있다. 공통점은 현대의학의 도움을 받지 않고 어떤 특정한 영양제나 천연 약제를 이용했다는 점이다.

과연 그것이 가능할까?

미국에서 제작된 「금지된 암 치료법」이라는 다큐멘터리를 보면 충격적인 얘기들이 나온다. 이곳에 소개된 암 치료제들은 암을 완전히 정복하지는 못했어도 적어도 그것의 치명적 위험을 상당 부분 감소시켰다. 마치 오랜 기간 공포의 대명사였던 AIDS가 오늘날에 이르러 만성질환 정도로 그 위험성이 낮아진 것처럼 말이다.

방송에 소개된 암 치료법들을 정리하면 다음과 같다.

1. 라이너스 폴링(Linus Pauling)의 비타민C 치료법.
2. 아이비 박사(Dr. Andrew Ivy)의 크레비오젠 치료법.
3. 라이프 박사(Dr. Royal Rife)의 현미경을 통한 분자 치료법.
4. 윌리암 콜리(Dr. Willam Coley) 박사의 독소 치료법.
5. 르네 케이스(Rene Caisse)의 에시악(Essiac) 치료법.
6. 해리 학시(Harry Hoxsey)의 학시 암치료 센터.
7. 언스트 크렙스 박사(Dr. Ernst Krebs)의 비타민 B-17(레이어트릴) 치료법.
8. 거드 해머 박사(Dr. Gerd Hamer)의 심리 치료법.
9. 윌리엄 레인 박사(Dr. William Lane)의 상어 연골 치료법.
10. 맥스 거슨(Max Gerson)의 해독 주스와 식이요법.
11. 루돌프 스타이너(Rudolf Steiner)의 겨우살이(mistletoe) 치료법.

이상에서 간호사였던 르네 케이스와 사업가였던 해리 학시를 제외하면 모두가 세계적인 명성을 지닌 석학들이다. 그렇기에 이들의 연구 성과를 무턱대고 폄하할 수 없다. 더군다나 수많은 암 환자들의 병세를 치료 내지 경감시킨 사례들은 오늘날까지 전설 같은 애기로 회자되고 있다.

그런데 이런 치료법들이 대중화하지 못한 까닭은 무엇인가?

다큐멘터리 제작자는 그 모든 책임을 수백 조에 달하는 의료 시장을 장악하려는 거대 자본의 힘으로 돌린다. 쉽게 말해 우산 장수는 날씨가 굿기를, 소금 장수는 날씨가 맑기를 각각 바라는 것처럼, 대부분의 제약회사와 의사들은 환자가 많아지기를 바란다는 애기이다. 그들은 환자의 완치가 아니라 일시적 치료를 원하며, 암이 재발해 지속적으로 자본이 축적되기를 바란다는 논리이다.

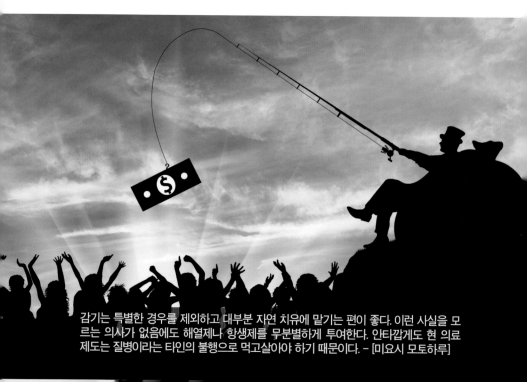

감기는 특별한 경우를 제외하고 대부분 자연 치유에 맡기는 편이 좋다. 이런 사실을 모르는 의사가 없음에도 해열제나 항생제를 무분별하게 투여한다. 안타깝게도 현 의료 제도는 질병이라는 타인의 불행으로 먹고살아야 하기 때문이다. – [미요시 모토하루]

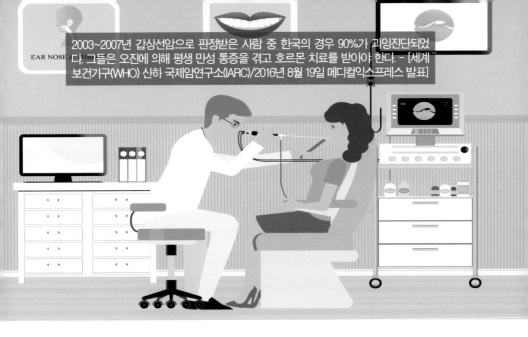

2003~2007년 갑상선암으로 판정받은 사람 중 한국의 경우 90%가 과잉진단되었다. 그들은 오진에 의해 평생 만성 통증을 겪고 호르몬 치료를 받아야 한다. - [세계보건기구(WHO) 산하 국제암연구소(IARC)/2016년 8월 19일 메디컬익스프레스 발표]

물론 일부에 국한된 얘기겠지만, 사람의 생명을 다루는 분야이기에 가볍게 볼 일만은 아닐 것이다.

10여 년 전만 해도 의사라고 하면 1등 신랑감으로 통했지만 요즘은 많이 변했다. 의사의 수가 많아지다 보니 경쟁도 치열해지고 그만큼 안정된 직업이라는 인식도 사라졌다.

필자가 사는 동네에도 망하는 병원들이 자주 눈에 띈다. 그 가운데 한 이비인후과에서 진료하는 것을 몇 번 본 일이 있다. 30대 초반의 젊은 의사는 웬만한 비염은 코 세척만 꾸준히 해도 해결되니 구태여 병원에 올 필요가 없다고 했다.

병원 한구석에 1만원짜리 코 세척기를 진열해 놓고 팔았는데, 처음에는 피부과에서 샴푸나 연고를 파는 것처럼 부수입을 올리려는 상술로 생각했다. 그런데 실제로 코 세척을 한 환자들이 하나둘씩 효과를 보게 되었다. 부비동 구석구석을 청결하게 유지하니 웬만한 비염이 저절로 치료됐던 것이다.

그렇게 1년 정도 흐르니 비염으로 이비인후과를 수시로 찾던 환자들이 대폭 줄었다. 병원의 재정도 그만큼 악화됐다.

 그런데 이것이 전부가 아니었다. 그 의사는 환자를 진료할 때 무조건 콧속에 내시경을 넣어 세심하게 살핀다. 그런 후에 최대한 환자에 맞게 약을 처방한다. 질환이 심한 경우엔 어쩔 수 없이 항생제를 쓰는데, 세균의 반응을 1~2일 간격으로 살피면서 그 강도를 조절한다. 어떻게든 환자의 면역에 손상을 주지 않으면서 치료를 하는 것이다.
 이렇게 되니 진료비가 다른 병원에 비해 대략 2~3천원이 비싸고, 또 자주 병원에 나와야 되는 불편함까지 생겼다. 게다가 환자의 면역을 감안해서 치료약을 쓰기 때문에 그 효과도 더딜 수밖에 없었다.
 코 세척으로 자가 치유하도록 하고, 맞춤형 진료로 환자의 면역을 보호하려는 양심적인 의사는 결국 개원 3년 만에 병원 문을 닫고 말았다.

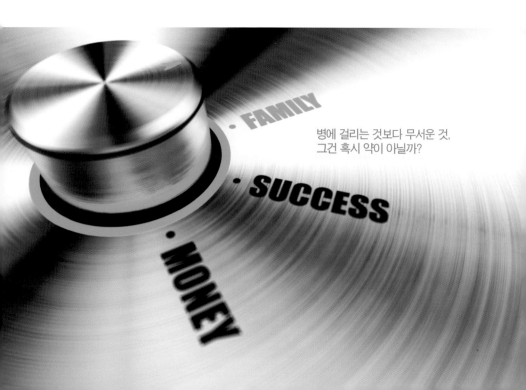

병에 걸리는 것보다 무서운 것,
그건 혹시 약이 아닐까?

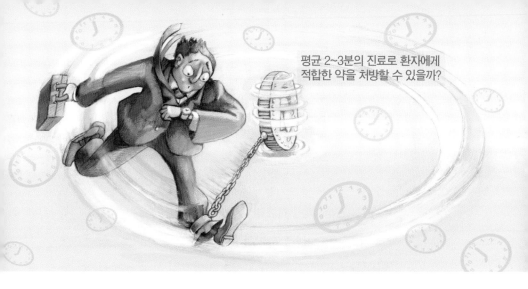

평균 2~3분의 진료로 환자에게
적합한 약을 처방할 수 있을까?

이런 일례를 보면 대부분의 의사들이 현실의 유혹에 넘어가기 쉬워 보인다. 세상 사람들이 건강해지는 만큼 의사의 설 자리는 없어지니 말이다. 그래서 의사는 반드시 공무원 신분이어야 한다는 주장까지 나온다.

의사가 공무원이라면 어떨까?
환자가 없어져야지만 일이 줄고 심신이 편하게 된다. 그러니 어떻게든 질병을 근본적으로 없앨 방법을 고민하게 될 것이다. 하지만 경쟁의 동력이 줄면서 유능한 의사도 그만큼 보기 어려워지지 않을까.

세상에 많은 직업군이 있지만 의사만큼 선악의 갈림길에서 고민하는 경우도 없을 것 같다. 그래도 세상이 이만큼이라도 유지되는 것은 훌륭한 의사들이 적잖게 있기 때문이다. 응급실에 실려 오는 환자들을 돌보느라 혼신을 다하는 의사들, 남들이 꺼리는 수술실에서 메스를 들고 하루가 멀다 하고 질병과 사투를 벌이는 외과 의사들, 그리고 약의 남용과 부작용에 대한 양심 선언을 하며 환자 위주의 진료를 하는 의사들…, 이들은 히포크라테스 (Hippocrates)의 선서가 아직도 유효하다고 믿게 해준다.

본론으로 돌아와서, 앞서 소개한 암 치료법들의 효과는 어떨까?

현대의학은 늘 그렇듯 대상을 분석해서 그 구성 성분으로써 답한다. 그래서 앞서 소개한 치료법들의 화학적 성분을 면밀히 따지게 된다. 그것으로 동물 실험을 해서 효과가 입증되지 않으면, 아무리 많은 사람들을 살렸어도 우연의 일치나 플라시보 효과로 치부한다. 임상 경험을 통한 치료법들이 미국 FDA를 비롯해 각국의 보건부를 통과하려면 반드시 화학 성분을 입증할 자료가 뒷받침되어야 한다.

예를 들어 인삼이 몸에 좋다고 하면, 의사들은 인삼 속에 들어 있는 사포닌(saponin)의 작용을 말한다. 그런데 사포닌만 가지고 인삼의 효과를 대변할 수 있을까? 그렇게 따지면 고들빼기나 우엉에도 사포닌이 있고, 심지어 삼채 같은 식물은 인삼보다 수십 배 많은 사포닌을 함유하고 있다.
물론 인삼은 사포닌의 화학적 구조가 달라 진세노사이드(Ginsenoside)라고 부르지만, 이것만으로 인삼의 효능을 대표하기엔 무리가 있다. 진세노사이드의 함량만을 따지면 100만원 주고 산삼 한 뿌리 먹는 것보다 10만원 주고 인삼 열 뿌리 먹는 게 더 이득이다.

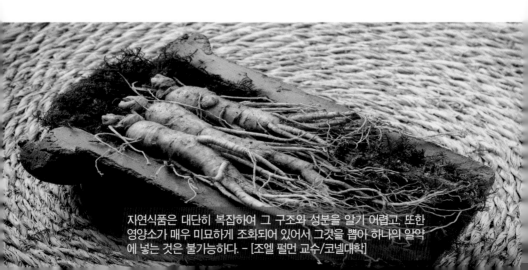

자연식품은 대단히 복잡하여 그 구조와 성분을 알기 어렵고, 또한 영양소가 매우 미묘하게 조화되어 있어서 그것을 뽑아 하나의 알약에 넣는 것은 불가능하다. - [조엘 펄먼 교수/코넬대학]

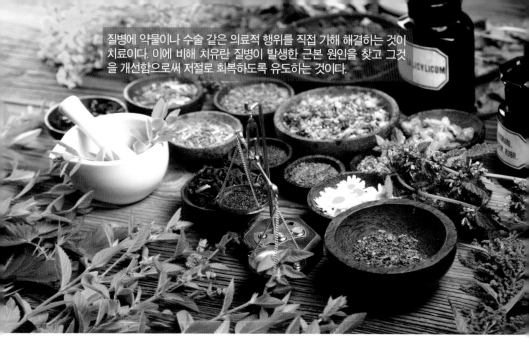

질병에 약물이나 수술 같은 의료적 행위를 직접 가해 해결하는 것이 치료이다. 이에 비해 치유란 질병이 발생한 근본 원인을 찾고 그것을 개선함으로써 저절로 회복하도록 유도하는 것이다.

화학 물질을 분석해 전체를 평가하는 데에는 적잖은 문제가 있다. 이는 오렌지와 비타민C, 고추와 캡사이신이 같다고 말하는 식이다. 비빔밥에 들어가는 재료들을 하나씩 분석해서는 비빔밥의 묘미를 알 수 없는 것과 같다.

분석과 통합은 어떤 대상의 본질을 알아가는 두 갈래 길로서, 어느 한쪽만 옳다고 고집할 수 없다. 그렇기에 앞서 소개한 치료법들을 분석학적 측면만 보고 부정해선 안 된다. 그렇다고 임상 사례만 보고 무조건 신뢰하는 것도 옳지 않다. 양쪽 모두를 존중하는 것이 중요하다.

분석은 과학의 핵심 도구이다. 그래서 분석을 통해 원리를 찾아내고 검증 및 응용하는 것들을 제도권이라 하고, 그렇지 않은 것들을 뭉뚱그려 비제도권이라 한다. 비제도권이 제도권으로 편입되면서 문명이 발전된다는 사실에 이견을 단 사람은 없다. 하지만 문명의 궁극에 가서는, 그러니까 우리가 처한 3차원 문명의 한계에 맞닥뜨리는 시점이 되면 비제도권의 역할이 커지고, 결국 태극의 음양陰陽과 같은 공존의 필요성이 대두할 것이다.

아무튼 분석과 통합을 상호 보완하여 질병을 바라본다면 지금보다 훨씬 나은 치료제를 만들 수 있을 것이다. 설령 그렇지 못하더라도 수술이나 항암제, 방사선 투여로 인한 부작용을 경감시킬 뛰어난 약재를 얻게 되지 않을까.

서구에서 나날이 대체의학의 비중이 커지고 있고, 이웃 나라 중국에서 일찌감치 양방과 한방을 통합해 국가 의료 시스템을 운영하고 있는 점은 시사하는 바가 크다.

양의사들은 한의학을 매우 못마땅하게 여긴다. 분석학 측면에서 보면 어느 것 하나 제대로 입증되지 않았기 때문이다. 하지만 한의사 입장에서는 수천 년 동안의 임상 경험을 토대로 한 통합적 의학이란 자부심이 있다. 백여 년 역사에 불과한 현대의학이 화학적 구성 성분만으로 한의학을 평가하는 것에 눈살을 찌푸린다.

그런데 양의사들에게서 받는 질타를 한의사들은 민간요법에 돌린다. 검증되지 않은 치료법들로 국민 건강을 해친다는 이유이다.

물론 일리 있는 얘기지만, 민간요법에도 임상 경험이 붙어 자료가 충실해지면 얘기는 달라진다. 구당 김남수 옹 같은 경우가 그런 예라 하겠다. 수많은 사람의 병을 호전시키거나 낫게 한 그는 결국 의료법에 걸려 오랜 시간 법정에서 시달려야 했다. 그의 도움을 받은 수많은 사람들의 탄원이 이어져서 다행히 무탈하게 넘어갔지만, 이후 그의 치료 행위에 많은 제약이 따라붙게 됐다.

일반인들에겐 이런 모습들이 마치 협회끼리 자존심 싸움을 하는 것처럼 비쳐진다. 나름의 주장이 어찌 됐든 크게 보면 분석과 통합의 인식 차이에서 비롯됐다. 현대물리학이 입자와 파동을 동시에 받아들이는 것처럼 의학계 역시 그럴 필요가 있지 않을까.

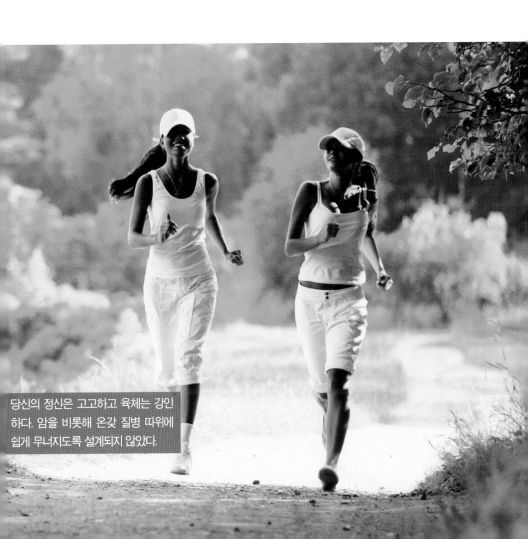

인류는 과학만 맹신하며 정신없이 달려왔다. 현대의학이 무병장수하게 해 줄 것을 철석같이 믿었지만, 암을 비롯한 난치병들은 여전히 기승을 부리고 있다. 아니 세월이 흐를수록 더욱 강해지고 있다. 이제 유전자 지도를 통한 정밀 의학 쪽에 희망을 걸고 있지만, 분석만을 만병통치약으로 생각하는 기조를 바꾸지 않는다면 불치병은 형태만 바꿔 계속해서 인류를 괴롭힐 것이다.

무병장수의 꿈, 그 해답은 현대의학의 분석과 임상경험의 통합을 적절히 합하는 데에 있다. 부분과 전체의 조화만이 우리의 건강을 지키며 병 없는 세상을 이룩할 수 있다.

당신의 정신은 고고하고 육체는 강인하다. 암을 비롯해 온갖 질병 따위에 쉽게 무너지도록 설계되지 않았다.

5 인류는 왜 암癌과의 전쟁에서 밀릴까?

적과의 공존!

이것은 생태계의 가장 큰 특징이면서 존속할 수 있는 원동력이다. 적이 있기에 다양한 생존 전략이 생겨나고 진화도 하고 번성도 할 수 있었다. 만일 적이 없었다면 생태계는 그 동력을 잃고 매우 원시적인 상태로 머물렀을 것이다. 이런 점에서 적과 공존하는 것이야말로 가장 안정적인 자연계의 질서라 할 수 있다.

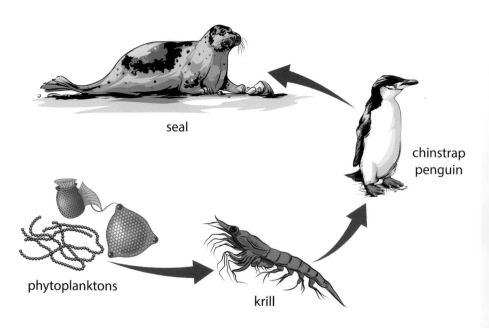

seal

chinstrap penguin

phytoplanktons

krill

그런데 38억 년 생태계 역사의 끄트머리에 이르러 매우 특이한 종種이 출현했다. 바로 직립보행을 하며 양손을 자유자재로 쓸 줄 아는 인간이다.

이 종種의 가장 큰 특징은 적과의 공존을 거부한 데에 있다. 인간은 늘 적을 섬멸하는 쪽으로 방향을 잡는다. 그 대상이 어떤 것이든지 자신의 안전을 위협한다고 판단하면 가차 없이 공격한다.

그 결과 인류 역사는 전쟁으로 얼룩졌고, 환경 파괴로 수많은 동식물들의 멸종을 야기했다. 이제는 그것도 모자라 화석 연료를 마구 태워 지구 전체를 온난화의 재앙 속으로 몰아가고 있다.

지구에서 생명이 출현한 이후 숙주인 지구를 이처럼 위태롭게 한 종種은 단 하나도 없었다. 왜냐, 숙주의 죽음은 곧 기생하는 자신들의 죽음으로 직결되기 때문이다. 그런데 인간은 무슨 이유에선지 다른 종種의 몰락이나 지구의 파괴엔 그다지 관심이 없다.

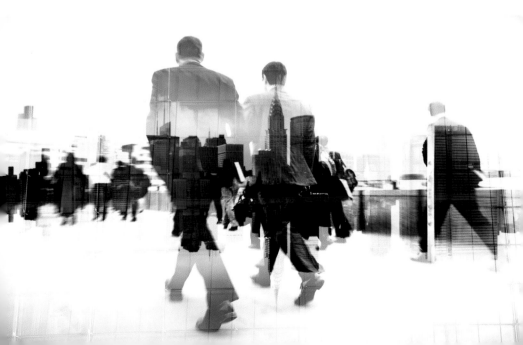

인간의 이런 멸적滅敵 주의가 파괴한 건 비단 자연만이 아니다. 우리의 몸 안에서도 활발히 실천되고 있다.

우리 몸을 위협하는 주된 요인인 세균과 바이러스는 완전 박멸의 대상이다. 이것들과의 적당한 타협은 생각조차 할 수 없다. 태어나면서부터 각종 세균·바이러스를 예방하기 위해 백신을 맞고, 평생 동안 현대의학의 도움을 받아 이들을 퇴치하려고 혼신을 다한다. 우리 몸이 대략 600조 마리의 세균들과 공존하고 있다는 사실은 까맣게 잊은 채…

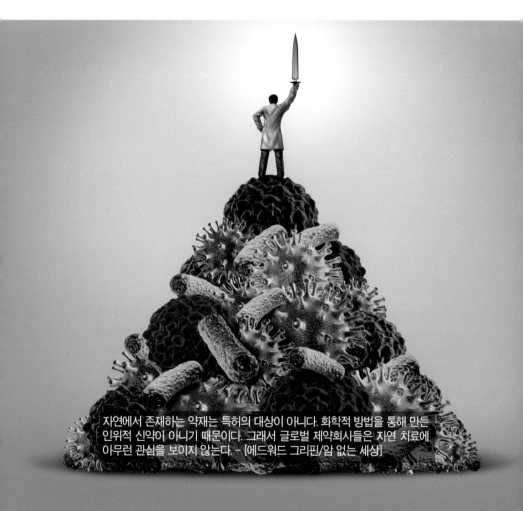

자연에서 존재하는 약재는 특허의 대상이 아니다. 화학적 방법을 통해 만든 인위적 신약이 아니기 때문이다. 그래서 글로벌 제약회사들은 자연 치료에 아무런 관심을 보이지 않는다. - [에드워드 그리핀/암 없는 세상]

1928년, 1세대 항생제인 페니실린이 개발되었을 때 인류는 세균으로부터 자유로워질 것으로 기대했다. 하지만 세균은 일정 시간이 지난 뒤 페니실린에 내성을 보이게 되었고, 인류는 어쩔 수 없이 보다 강력한 항생제를 내놓아야만 했다. 세균 역시 항생제 발전에 맞춰 보란 듯이 진화를 거듭했으니, 결국 세균과의 전쟁은 평행선이 되고 말았다.

세균에 비해 바이러스는 변이가 심해 항바이러스제의 발전이 훨씬 더디다. 그렇기에 감기를 비롯해 바이러스에 의한 감염이 발생하면 치료보다는 증세를 낮추는 데에 초점을 맞춘다.

이렇듯 인류의 박멸 정책에도 불구하고 세균·바이러스의 힘은 여전히 강건하다. 다행한 것은 아직까지는 인류와 그들의 힘이 어느 정도 수평 상태에 있다는 사실이다. 하지만 만에 하나 세균·바이러스가 지금까지의 수동적 태도를 바꿔 더 빠른 변이를 시도한다면 인류는 멸종에 이를지도 모를 위기에 내몰리게 될 것이다.

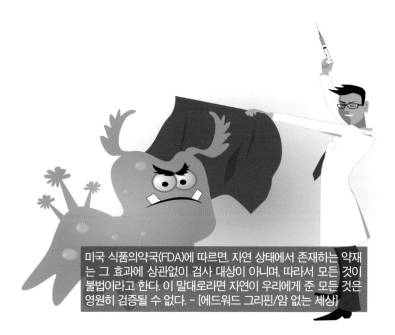

미국 식품의약국(FDA)에 따르면, 자연 상태에서 존재하는 약재는 그 효과에 상관없이 검사 대상이 아니며, 따라서 모든 것이 불법이라고 한다. 이 말대로라면 자연이 우리에게 준 모든 것은 영원히 검증될 수 없다. - [에드워드 그리핀/암 없는 세상]

그런데 인류의 칼끝은 비단 세균·바이러스만을 향해 있는 것이 아니다. 우리는 60~100조 개로 구성된 우리 몸의 세포들에게까지 강한 경계의 눈초리를 보낸다.

사실 세포 하나하나가 모여 '나'를 이루고 있기에 이것들을 적대시하면 자해自害하는 꼴이 될 수 있다. 하지만 이런 우려에도 불구하고 세포들이 조금만 따로 행동하면, 다시 말해 암癌이라는 군집을 이루어 제 목소리를 내면 서슴없이 칼끝을 겨누게 된다.

세포…, 사실 생태계는 이들의 독무대였다. 생명이 시작된 이후 30여 억 년 동안 단세포 생물만 존재했고, 이후 다세포 생물이 출현한 것은 불과 6억 년 전에 불과하다. 현재 '나'라고 알고 있는 우리의 몸은 그들 단세포 생물들이 힘을 합쳐 만든 집합체이다.

이들 낱낱의 세포들은 공동의 청사진을 위해 혼신을 불태우고, 그러다가 역할이 끝나면 장렬하게 자살한다. 세포의 수를 고려할 때 이렇게 살다 죽는 세포들 가운데 딴 생각을 품는 경우가 나오지 않는 것이 오히려 이상하다. 왜 일만 열심히 하다가 죽어야 하는지에 회의를 품을 수 있고, 이에 자살을 보류하고 존속을 꾀하면 암癌이 된다.

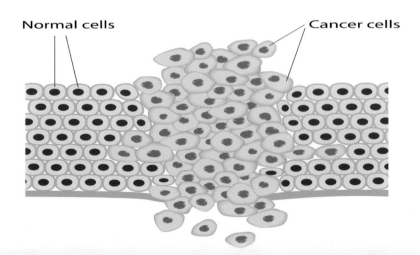

암癌!… 이것 역시 세균·바이러스 못지않은 공공의 적이 된 지 오래이다. 세균·바이러스의 급한 불을 끈 인류는 곧바로 암으로 표적을 돌렸다. 현대의학은 암을 물리치겠다는 기치를 들었고, 1971년 12월 23일 닉슨 대통령이 암과의 전쟁을 선포하면서 그 박차를 가하게 됐다.

이때만 해도 20년쯤 지나면 암은 감기 정도로 취급받게 될 것으로 여겼다. 하지만 암과의 전쟁에서 인류는 졌다. 왜냐, 적은 더 많아지고 강해졌기 때문이다. 불행히도 암 발병률은 45% 증가했고, 전이된 암의 5년 생존율은 50%로, 1971년이나 지금이나 별 차이가 없다. 현대의학이 여러 분야에서 눈부신 발전을 이루었음에도 유독 암에 있어서만큼은 제자리걸음이다. 이제 생존자의 42% 이상이 암에 걸릴 것으로 예측되는 세상에 살고 있다.

물론 아직 승부가 끝난 것은 아니지만, 현재까지만 놓고 보면 인류는 암에게 많은 점수를 잃고 있다. 그래서 생태학(ecology) 개념을 암 치료에 도입하자는 주장도 제기된다. 암을 완전히 박멸하지 못할 바엔 차라리 공존을 통한 장기적 해법을 찾자는 주장이다.

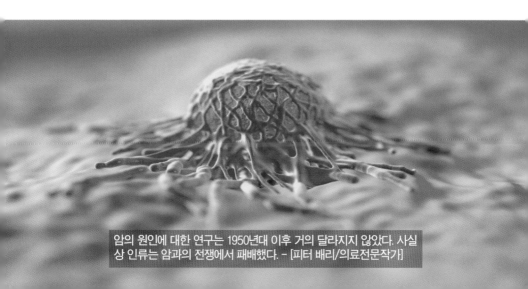

암의 원인에 대한 연구는 1950년대 이후 거의 달라지지 않았다. 사실상 인류는 암과의 전쟁에서 패배했다. - [피터 배리/의료전문작가]

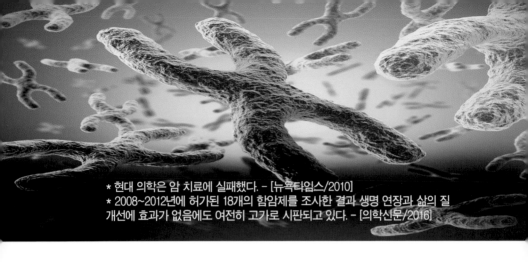

왜 첨단 과학 문명의 시대를 살아가는 인류가 암에 있어서만큼은 수세에 몰리는 것일까? 현대의학의 암 연구 방향에 부정적인 시각을 갖는 의학자들은 대체로 다음의 두 가지 이유를 든다.

1. 암의 메커니즘이 제대로 밝혀지지 않았다.

손자병법에서 말하기를, 지피지기知彼知己면 백전불태白戰不殆라 했다. 적과 싸워 이기려면 무엇보다 먼저 적을 알아야 한다는 뜻으로, 누구나 아는 얘기이다. 그런데 오늘날 현대의학은 암이 어떻게 발생하는지 잘 알지 못한다. 극소수의 유전자 돌연변이로 세포가 무한정 성장해서 암이 된다는 「암 유전자 돌연변이 이론」이 정설처럼 통용되지만, 이것 역시 허점이 없지 않다.

로버트 와인버그[6](Robert Weinberg)는 [세포의 반란]에서 돌연변이 이론의 취약점을 지적한 바 있다. 그의 주장에 따르면 DNA 염기 복제 시에 발생하는 오류는 100만 개당 1개 미만으로, 세포 하나만 놓고 보면 65~475개

---

6). 암 발생 메커니즘을 해명한 암 연구의 세계적 권위자. MIT 대학에서 박사 학위를 받았고 현재 MIT 생의학 교수로 재직 중이다. 암유전자와 그 구조를 밝힌 공로로 미국 국가 과학 훈장 등 여러 과학상을 수상했다.

의 오류가 발생한다. 이 정도로는 암으로 발전하기에 부족하고, 적어도 세포 당 1만~10만 개의 유전자 변이를 해야 암이 될 수 있다고 한다.

이런 전문적인 이론을 떠나서도 돌연변이 이론은 암세포의 항암제에 대한 내성이 사람마다 또한 발생 부위마다 각기 다른 점을 명쾌하게 설명하지 못한다. 물론 나름의 이론적 근거[7]가 없진 않지만, 의학자들의 절대적인 지지를 끌어오기엔 다소 부족함이 있다.

이런 문제를 해결하기 위해 나온 것이 최근의 염색체 이론이다. 이것은 46가지 염색체의 배열 오류에서 암의 원인을 찾는데,[8] 돌연변이 이론이 설명하지 못한 부분을 나름 보완하고 메워준다. 하지만 이 이론 역시 너무나 다양한 암 세포의 발생과 그 반응을 설명하기에는 부족한 느낌을 지울 수 없다.

이 밖에도 후성유전학[9](後成遺傳學, epigenetics)을 비롯해 다양한 시도가 있지만, 아직까지는 그것들이 현실적인 치료약으로 연결되지는 못하고 있다.

이런 이유들 때문인지 1991년과 1994년 두 차례에 걸쳐 미국 최고의 의사에 뽑힌 바 있는 암전문의 김의신 박사는 최근 몇 차례 가진 국내 강연에서 「암이 발생하는 원인은 아직까지도 정확히 알지 못한다」고 단정하였다.

결론적으로 손자병법에서 말한 '적을 아는 문제'에서 난관에 부닥쳤고, 그렇기에 암에게 지배당하는 현실은 필연이 됐다.

---

7). 미국립암연구소의 포조(Tito Fojo)는 유전자 돌연변이, 결실, 전위, 증폭 같은 현상으로 세포의 기능에 여러 이상이 발생하고 그로 인해 내성이 생길 수 있다는 주장을 펴고 있다.

8). 이수성 즉 46가지 염색체 중 1개 이상이 때로는 중복되거나 결핍되며, 그로 인해 수천 개의 유전자가 망가져서 암이 생긴다는 이론이다.

9). 유전자 발현 조절을 연구하는 유전학의 하위 학문. 암세포에서는 많은 유전자가 정상적인 메틸 부착물을 잃어버린다. 즉 탈메틸화(demethylation)되고, 이로써 갖가지 비정상적인 유전자 활동을 일으켜 암이 된다고 주장한다.

2 암 연구의 방향이 잘못됐다.

항암제를 만들 때는 으레 인스턴트 암을 배양해서 쥐에게 실험한다. 그런데 쥐 속의 암과 인간의 암은 다르다. 물론 이후에 암환자에 대한 임상실험도 진행하지만, 결과적으로 이전 항암제에 비해 생존율을 한두 달 높이는 선에서 대부분 멈추고 만다.

21세기 들어 글리벡(Gleevec)을 시작으로 유행하기 시작한 표적항암제(분자표적치료제)[10] 역시 기대에 못 미친다. 이것은 발암 과정의 특정 표적인자만 선택적으로 공격해 정상 세포의 손상을 경감한다는 장점이 있지만, 사람마다 각기 다른 효용을 보이고 또한 생존율에 있어서도 괄목할 만한 성과가 없다.

그런데 왜 그토록 암의 크기를 줄이는 쪽으로만 연구할까?

Stages of Breast Cancer

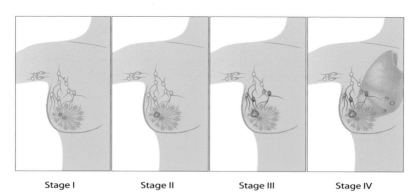

| Stage I | Stage II | Stage III | Stage IV |

10). 암세포가 세력 확장을 꾀할 때 나타나는 특징으로는 신생혈관의 생성과 신호 전달 체계의 이상 징후가 있다. 표적항암제는 바로 이런 부분만을 골라 공격한다. 그런데 암세포의 특성이 너무 다양해서 표적이 없거나 잘못 설정하는 경우가 많고, 또한 초기에 효과를 봐도 곧 암세포의 내성에 의해 무력화된다는 아쉬움이 있다.

 암의 문제는 그 크기보다 전이에 있다. 전이되지 않는 암은 잘 관리하면서 공존해도 그렇게 치명적이지 않다. 이런 사실을 모르는 의학자는 단 한 명도 없지만, 이상하게도 항암제 연구는 암의 크기를 줄이는 쪽으로만 초점이 맞춰져 있다.

 수십 년 동안의 통계를 보면 암의 전이를 연구하는 의학자는 0.5% 미만이다. 99.5% 이상이 암을 축소하는 쪽으로 연구한다는 얘기이다. 연구 결과가 유효하다고 판단하면 임상실험과 보건국의 승인을 거쳐 항암제로 시판한다. 하지만 누차 말했듯 암의 크기를 아무리 줄여 봐야 사망율은 그다지 줄지 않는다. 그렇다고 생존율이 눈에 띄게 높아지지도 않는다.

왜 방향이 잘못된 것을 알면서도 수십 년 동안 한 갈래만 고집하는 것일까?

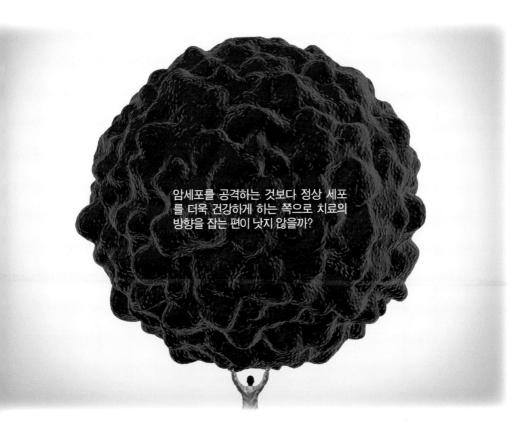

암세포를 공격하는 것보다 정상 세포를 더욱 건강하게 하는 쪽으로 치료의 방향을 잡는 편이 낫지 않을까?

몇몇 의학자들의 얘기를 빌리면, 암의 크기를 줄이는 쪽의 연구가 시간과 비용 면에서 훨씬 유리하다는 점을 이유로 든다. 암의 전이를 연구하려면 최소 12~14년의 기간과 1조 이상의 막대한 돈이 들어가는데, 더 큰 문제는 그런 노력을 기울이고도 치료제를 만들어낼 확신이 없다는 것이다.

그리고 만에 하나 획기적인 항암제 개발에 성공한다고 해도 문제는 계속 남는다. 암환자가 대폭 줄면 수백 조에 이르는 암질환 시장이 증발하고, 그 여파로 상당수의 제약회사와 의사들이 파산하게 될 것이다.

결론적으로 시간과 돈도 문제지만 성공해도 문제인 것이 암의 전이 연구라고 한다. 이러니 어느 누가 완벽한 암 치료제를 만들려 하겠는가.

그러면 이익을 청사진으로 삼는 제약회사들은 그렇다치고, 이윤 추구의 논리에서 보다 자유로운 수많은 대학 부설 연구소에서는 암 전이 연구가 가능하지 않을까?

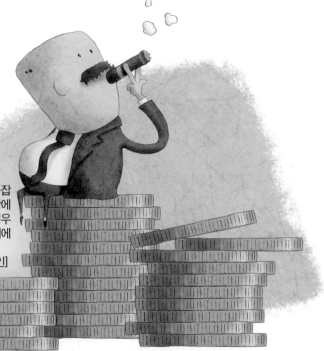

미국 과학 아카데미는 이해관계가 복잡하게 얽힌 조직이다. 규제와 조사 대상에 포함된 업체 쪽 사람들이 관여하는 경우가 많다. 미국에서는 돈만 있으면 업체에게 유리한 자료를 만들어낼 수 있다.
- [새뮤얼 S. 엡스타인]

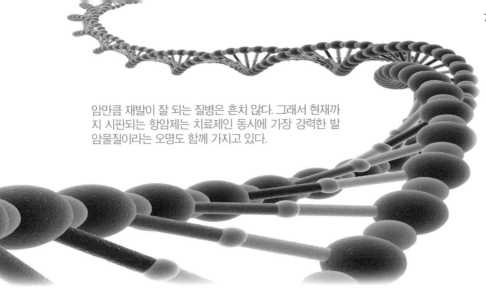

암만큼 재발이 잘 되는 질병은 흔치 않다. 그래서 현재까지 시판되는 항암제는 치료제인 동시에 가장 강력한 발암물질이라는 오명도 함께 가지고 있다.

하지만 이곳 역시 자본의 논리는 그대로 적용된다. 무언가를 연구하려면 관계 당국으로부터 연구비를 지원받아야 하는데, 대개 길어도 5년 이내에 가시적 성과를 내야 한다. 따라서 십여 년이나 걸리면서 그 결과도 불투명한 연구에 국가의 전폭적인 지원을 받기란 현실적으로 어렵다.

이처럼 연구 기간과 비용, 그리고 결과에 대한 불확실성이 암 전이 연구에 커다란 걸림돌이다.

물론 이런 얘기들은 결과적으로 암 치료에 실패했기 때문에 나온 일방적인 비판일 수 있다. 만일 정상 세포에 영향을 주지 않으며 암 세포만 공격하는 것이 가능해지면 지금까지 해 왔던 연구는 빛을 발할 것이다.

최근 들어 발표되는 암 관련 논문들 중 대부분이 면역이나 표적 치료 쪽으로 집중돼 있다는 사실은 희망을 준다. 더군다나 분자생물학의 발달로 인간 유전자 지도(genome)가 속속 밝혀지고 있다는 점 또한 고무적이다. 이것을 토대로 암세포의 메커니즘이 보다 정밀히 밝혀지면 신약 개발의 시간과 비용이 대폭 줄고, 의학자들의 연구는 새로운 전기를 맞게 될 것이다.

암에 대한 정의가 어려운 것은 그 생성 메커니즘이 복잡하고 성장과 전이, 그리고 항암제에 대한 반응이 제각각 다르기 때문이다. 그래서 유전자 돌연변이설 같은 유력한 이론이 있어도 암의 실체가 확연히 드러나지 않고 있다. 그 결과 치료제의 개발이 지지부진하고 인류의 삶은 암의 공포로 얼룩지게 됐다.

암은 고대인의 미라에서도 종종 발견되고, 사람 이외에 가축을 비롯한 포유류·양서류·조류·어류 등의 거의 모든 동물에서 발견된다. 심지어 무척추 동물과 식물에서도 암과 비슷한 병적 현상이 관측된다. 사실이 이렇다 보니 암을 가리켜 모든 생명체에 존재하는 공공의 병이란 말까지 나온다.

그렇다면 도대체 암의 정체는 무엇일까?

의학자들은 암을 일컬어, 억제되지 않고 비정상적으로 성장하는 세포로 인해 발생하는 100 가지가 넘는 질병의 총합이라 한다. 그만큼 암의 정체가 오리무중이란 얘기이다.

CANCER RESEARCH

진화의 과정에 어쩔 수 없이 수반되는 생명 현상의 일종인가?

아니면 자기 방어를 위해 세포 돌연변이를 일으키다 생긴 부작용인가?

그것도 아니면 생명 자체의 태생적 문제에서 발생하는 구조적 결함인가?

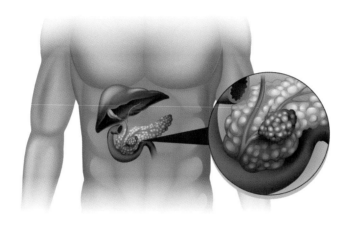

과학적으로 해석이 곤란하면 다른 관점에서 살펴볼 필요가 있다. 현대물리학을 일으킨 양자역학만 해도 철학적 해석을 상당 부분 도입하지 않았던가. 이런 의미에서 암을 정의하자면 한마디로 **세포 독립화 현상**[11]이라 할 수 있다.

전체에서 이탈해 자신만의 세계를 구축하려는 것은 생태계에서 자연스러운 일이다. 생명의 기본 단위인 세포라고 해서 예외는 아니다. 생명 현상이 있는 곳은 어디에서든 전체에서 떨어져 자신만의 영역을 만들려는 힘이 작용한다.

11). 세포의 독립화 현상을 일종의 반란으로 보게 되면, 암에 대한 인식과 치료의 방향이 상당 부분 달라지게 된다. '반란' 속에는 무조건 진압하고 타파해야할 적이란 개념이 따라붙지만, '독립' 은 암 입장에서의 명분을 인정함으로써 타협과 공존을 비롯한 폭넓은 치유의 길을 열어 놓게 된다.

앞서 언급했듯 생태계에서 다세포 생물이 출현한 것은 고작 6억 년 전에 불과하다. 30여 억 년 동안은 오로지 단세포 생물만의 독무대였다. 그런데 왜 단세포 생물들은 협심하여 다세포 생물을 만들었을까?

아마도 그것은 수십억 년 동안 살면서 창조의 한계를 맛봤기 때문일 것이다. 오래도록 살아봐야 별다른 변화가 없기에 무료한 나날의 연속이었다. 단세포 생물의 단순한 생태적 구조에서 뭔가 멋진 인생을 그려내는 것은 역부족이었다. 보다 가치 있는 삶을 살기 위해서는 자신들끼리 협동해 복잡한 유기체를 만들 필요가 있었다. 벽돌로 흩어져 있는 것보다 밀착해 집을 이루는 편이 쓸모 있듯이 말이다.

진화와 창조라는 양대 청사진은 생명체가 만들어질 때부터 간직해 온 근본 코드(code)이다. 바로 이 점에 한계를 느낀 단세포 생물들은 모종의 변화를 꿈꿨고, 결국 힘을 합쳐 다세포 생물의 출현을 이끌어 냈다.

홀로 떨어져 살다가 사회와 국가를 이루게 되면 질서를 위한 법이 불가피하다. 전체를 위해 개인의 양보나 희생이 뒤따를 수밖에 없고, 그것이 해를 거듭하며 DNA에 각인됐다. 그리고 DNA의 내용에 따라 수많은 종種으로 분화했고, 오늘날과 같은 화려한 다세포 생물의 세상을 펼쳐낼 수 있었다.

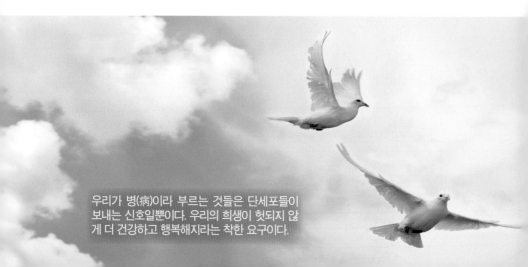

우리가 병(病)이라 부르는 것들은 단세포들이 보내는 신호일뿐이다. 우리의 희생이 헛되지 않게 더 건강하고 행복해지라는 착한 요구이다.

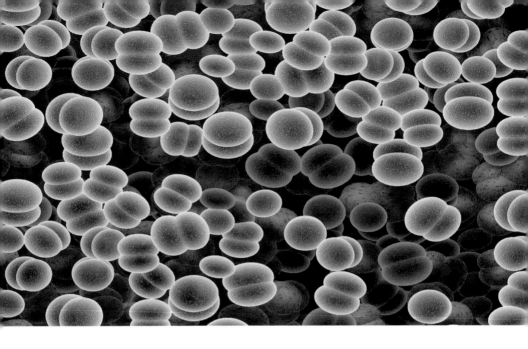

그렇다면 다세포 생물 속으로 들어온 단세포들은 자신들의 선택에 만족하고 있을까?

단세포 생물에 비해 매우 복잡한 구조를 지닌 다세포 생물은 정교하고 다양한 변화를 통해 놀라운 창조를 일궈 냈다. 여기서 발생하는 보람과 가치, 그리고 감동은 이런 대형 프로젝트에 참여한 개별 체세포들의 몫이었다.

체세포(somatic cell)들은 현재의 시스템이 지속적으로 유지될 수 있도록 면역 시스템을 더욱 공고히 했고, 생식 세포(reproductive cell)들은 후대로 안전하게 이어지게끔 종존 보전에 힘썼다. 이에 다세포 생물은 번성했고, 오늘날까지 생태계의 주역으로 길이 남게 됐다.

그런데 낱낱의 세포 입장에서 한 가지 걸리는 점이 있었다. 그것은 창조의 감동을 누리는 시간이 너무 짧다는 것이다. 짧게는 몇 시간에서 길게는 10여 년의 수명은 개개의 세포 입장에선 충분하지 못했다.

물론 DNA에 의해 그런 장단점을 따지지 못하게 프로그램 되어 있긴 하지만, 간혹 죽어가면서 은연중 그런 공연한 느낌을 지닐 수도 있을 것이다.

굴뚝 청소를 자주 해 줘야 그 기능이 유지되는 것처럼 쓸모없어진 세포들은 최대한 빨리 죽어줘야 한다. 그래야 새로운 세포가 왕성히 움직여 생명 활동을 영위할 수 있다.

그래서 세포들은 '우리'라는 공동체 의식을 갖고 맡은 일에 열중하다가 자신의 용도가 끝났다고 판단하면 장렬하게 죽음을 선택한다. 이것이 소위 말하는 세포사멸(Apoptosis)이다.

그런데 세포들이 적기에 죽으면 아무런 탈이 없지만, 문제는 죽을 때가 됐는데도 몇몇 세포가 그것을 꺼리는 데에서 시작한다.

APOPTOSIS

Cell begin apoptosis

Formation of blebbing

Nucleus condensing

Blebs

Apoptotic body

Partition of cytoplasm and nucleus into apoptotic bodies

Phagocytosis

일부 세포가 '왜 내가 전체를 위해 죽어야 하지?' 라는 생각을 품게 되면 반란의 불꽃이 점화한다.

우리 몸을 구성하는 세포가 많게는 100조 개에 이른다는 점을 고려하면, 이 가운데 특출하게 그런 회의감을 느끼는 녀석이 나오지 않으리라는 법도 없다. 그 느낌이 아주 막연할지라도 계속해서 반복하다 보면 DNA에 약간의 변형을 가져올 수 있다.

기형이 된 세포들은 생존 본능에 의해 어떡해서든 죽지 않고 버티려 할 것이다. 그리고 가능한 동조 세력을 모아 쉽게 제거되지 않도록 힘을 키울 것이다. 이렇게 면역 세포에 대항할 만하게 세勢가 커진 반란 세포 군群을 일컬어 암癌이라 한다.

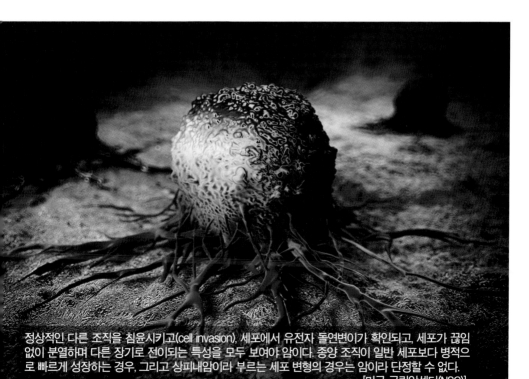

정상적인 다른 조직을 침윤시키고(cell invasion), 세포에서 유전자 돌연변이가 확인되고, 세포가 끊임없이 분열하며 다른 장기로 전이되는 특성을 모두 보여야 암이다. 종양 조직이 일반 세포보다 병적으로 빠르게 성장하는 경우, 그리고 상피내암이라 부르는 세포 변형의 경우는 암이라 단정할 수 없다.
- [미국 국립암센터(NSC)]

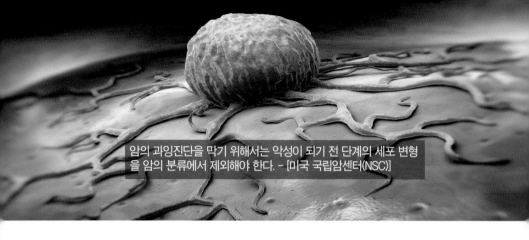
암의 과잉진단을 막기 위해서는 악성이 되기 전 단계의 세포 변형을 암의 분류에서 제외해야 한다. - [미국 국립암센터(NSC)]

    암을 좋게 보면 변화와 혁신을 추구하는 신생 세포들로 봐줄 수 있다. 맨 날 똑같은 것만 되풀이하기보다 가끔은 돌연변이를 일으켜 변화를 추구하는 것도 자연계에 보편화된 현상이니 말이다. 하지만 개별 생명체로 범위를 좁히면 암과 같은 불만 세포들은 체제 전복을 시도하는 악성 무리가 아닐 수 없다.

    그런데 이 정도로 자라나서 암이란 이름을 얻기까지는 숱한 난관을 극복해야 한다. 먼저 뜻이 맞는 세포가 동시에 여섯 개 이상이 모여져야 하는데, 이게 확률상 그리 녹록한 일이 아니다. 설사 그런다고 해도 인체의 면역이 개입해 그것을 수정하거나 제거, 혹은 자살로 몰고 가서 일망타진한다.

    이런 면역의 방해[12]를 버텨내고 암세포가 교두보를 마련하더라도 문제는 또 남는다. 전쟁에는 식량 공급이 필수이듯, 암세포들은 반드시 신생혈관을 만들어 체내의 영양분을 끌어와야 한다. 하지만 이 과정 역시 넘어야 할 산이 겹겹이다. 이런저런 이유로 암 덩어리 하나가 제대로 만들어지는 것은 결코 쉬운 일이 아니다.

---

12). 「p53 유전자」는 손상된 DNA를 복구하는 일을 맡아 하며, 그래서 '종양 억제자', 또는 '게놈의 수호자' 라는 별명을 가진다. 「p53 유전자」는 DNA를 수리할 수 없게 되면 그것을 제거하여 악성 세포가 생겨나는 것을 막는다. 하지만 정작 문제는 「p53 유전자」가 손상됐을 때이다. 발암으로 연결될 가능성이 적지 않지만, 아쉽게도 이것을 수리하는 방법이 현재까지는 없다.

무릇 생명체란 자신을 해치려는 것으로부터 보호할 수 있는 힘을 갖추고 있다. 그런 것이 없다면 일찌감치 멸종해 사라졌을 것이다. 따라서 현존하는 생명체들은 무엇을 막론하고 면역이라는 강력한 방어 시스템이 있다. 인류 역시 면역의 힘으로 무수한 질병의 위협을 극복하고 오늘날까지 생존할 수 있었다.

그런데 100여 년 전만 해도 대수롭지 않던 암에 인류는 커다란 위협을 느끼고 있다. 20세기 초 5% 남짓한 사람들이 걸리던 암이 점점 늘어나서 지금은 대략 35%까지 그 비율이 높아졌다. 그리고 향후 42%를 훌쩍 넘길 것으로 예측된다. 절반 가까운 사람들이 암에 걸리는 시대가 도래한 것이다.

인류사에 20세기 이후의 100년은 상상할 수 없는 과학 문명의 발전을 이룬 시기이다. 그에 발맞춰 현대 의학 역시 무한 성장을 거듭했고 인류의 수명 연장을 부쩍 끌어올리는 금자탑을 쌓았다.

하지만 유독 암에 있어서만은 답보 상태이고, 심하게 얘기하면 오히려 전보다 악화된 것으로 보인다. 왜 이런 기이한 현상이 발생했을까?

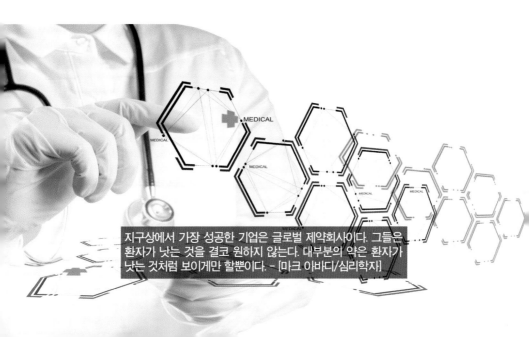

지구상에서 가장 성공한 기업은 글로벌 제약회사이다. 그들은 환자가 낫는 것을 결코 원하지 않는다. 대부분의 약은 환자가 낫는 것처럼 보이게만 할뿐이다. - [마크 아바디/심리학자]

이는 한마디로 병 주고 약 주는 게임이 반복되기 때문이다. 이게 무슨 말인가 하면, 인류는 가벼운 병을 약으로 다스려 면역 시스템이 약해졌고, 그 결과 큰 병에 취약해졌다.

우리의 면역은 세균과 바이러스를 주기적으로 끌어들여 면역 훈련을 실시했는데, 현대 의학에 의존하면서부터 그것을 중단 내지 축소했다. 경찰력이 감소하면 도둑과 강도가 들끓듯, 면역이 줄어들며 빈 자리를 암이 대신하게 된 것이다.

거듭 말하지만, 암 발생률이 급증하게 된 가장 큰 요인은 바로 약의 오남용에 따른 면역 기능의 퇴화 때문이다.

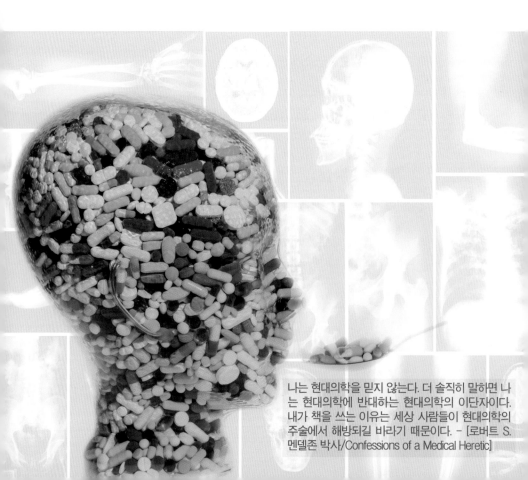

나는 현대의학을 믿지 않는다. 더 솔직히 말하면 나는 현대의학에 반대하는 현대의학의 이단자이다. 내가 책을 쓰는 이유는 세상 사람들이 현대의학의 주술에서 해방되길 바라기 때문이다. - [로버트 S. 멘델존 박사/Confessions of a Medical Heretic]

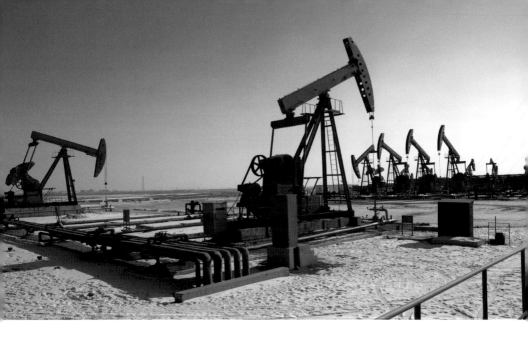

 현대 산업 문명이 일으킨 심각한 대기 오염과 환경 호르몬, 그리고 수백 종의 발암 물질들은 암의 직접적 요인이 아니다. 그런 것들로 암 환자가 기하급수적으로 늘어났다면, 앞서 말했듯 오염된 도시와 청정한 시골에서의 암 발생률이 현저한 차이를 보여야 한다. 아마 중금속으로 오염된 공업 단지 내의 사람들은 폐암으로 인해 탈출 러시(rush)를 이룰 것이다.

 하지만 통계를 보면 암에 취약한 환경에서 산다고 해서 발병률이 높아지는 건 아니다. 영향이 없지는 않겠지만, 미미한 차이를 가지고 주된 요인이라 말해서는 곤란하다.

 암환자가 급증한 가장 큰 이유는 우리의 면역에서 찾아야 한다. 면역이 지나치게 현대의학에 의존하면서 마마보이처럼 돼 버린 것이 주된 원인이다.

 현대인들의 공통점은 단 하나이다. 바로 어려서부터 감기약을 비롯해 이런저런 약들을 꾸준히 챙겨 먹었다는 사실이다. 그렇기에 나라와 지역, 인종과 남녀의 구분 없이 전체적으로 암 발병률이 고르게 높아진 것이다.

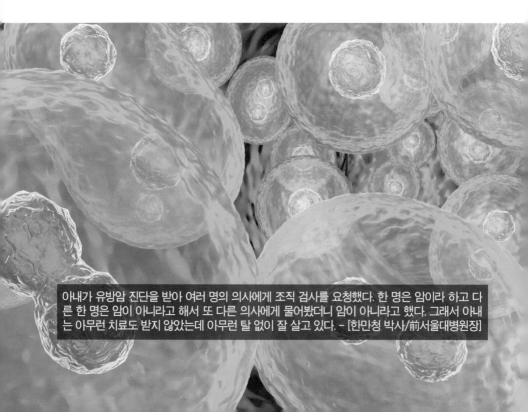

면역이 세워 놓은 여러 관문들이 허술해지자 암세포는 싹을 틔우고 줄기를 뻗을 수 있었다. 그리고 공고하게 자리를 잡았다고 판단하면 몸에 이상 징후를 보내면서 세포 독립화 선언을 한다. 이때부터 본격적인 암과의 전쟁이 시작된다.

암을 독립된 단일 생명체로 보긴 어렵지만 그렇다고 종속된 체세포도 아니다. 체세포에서 독립 생명체로 이탈하는 과정에 머물러 있는 '독립화 생명체'이다. 다세포 생물에서 단세포 생물로 회귀하는 중간 지대에 머무는, 이도 저도 아닌 별종이라 하겠다.

그렇기에 암은 스스로 양분을 생산해 흡수하지는 못해도, 증식하는 것만큼은 단세포 생물처럼 둘로 갈라져 무한분열한다.

아내가 유방암 진단을 받아 여러 명의 의사에게 조직 검사를 요청했다. 한 명은 암이라 하고 다른 한 명은 암이 아니라고 해서 또 다른 의사에게 물어봤더니 암이 아니라고 했다. 그래서 아내는 아무런 치료도 받지 않았는데 아무런 탈 없이 잘 살고 있다. - [한만청 박사/前서울대병원장]

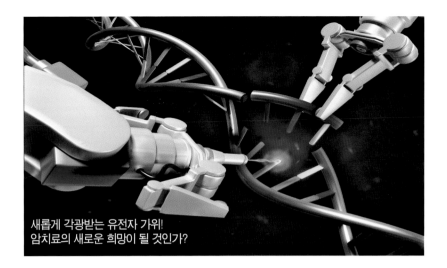

새롭게 각광받는 유전자 가위!
암치료의 새로운 희망이 될 것인가?

암 연구자들은 박테리아가 둘로 갈라져도 죽지 않는 것은 당연히 받아들이면서 암세포가 그런 것에는 의문을 가진다. 암세포는 빨대만 인체에 꽂았을 뿐이지 나머지는 독립 생명체에 가깝다.

그렇기에 이 녀석은 다른 체세포와 다르게 미약하나마 생각을 한다. '나'라는 의식이 있어 각종 위기에 대처하는 능력을 갖췄다. 이것이 항암제의 공격을 받으면 곧바로 내성을 키워 대비할 수 있는 이유이다.

사람마다 암의 반응이 제각각 다른 이유 역시 이 때문이다. 어떤 동일한 군群이 가지는 전체 성향은 공유하지만, 그 외에 개체가 생존 본능에 의해 대처하는 방향은 서로 다르게 된다. 그래서 암을 상대하려면 환자 개개인에 맞는 맞춤형 치료가 필요하다. 이것이 우리가 유전자 지도를 필두로 펼쳐지는 정밀 의학[13]에 기대를 거는 이유이기도 하다.

---

13). 2016년 가을부터 분당 서울대병원과 (주)마크로젠이 협력해 유전자 분석을 통한 맞춤형 암 진단 서비스를 실시하고 있다. 암환자에게 가장 적합한 항암제를 찾아 치료에 도움을 주고, 행여 완치가 어렵더라도 암을 감기와 같은 만성질환 수준으로 낮출 수 있다는 희망을 품고 있다. 게놈(genome)이 의료 분야에 접목된 국내 첫 사례로, 미래의학이 현실화하기 시작했다는 점에서 시사하는 바가 크다.

그렇다면 도대체 어떤 원리로 암은 '우리'라는 다세포 체제에서 이탈하여 '나'라는 독립 성향을 갖게 됐을까?

먼저 조상 대대로 내려오는 가문의 혈통을 꼽을 수 있다. 바로 선천적으로 지니게 된 유전적 요인이다. 금수저니 흙수저니 하는 것처럼 태어나면서 결정된 것이어서 누구를 원망할 수도 없다. 다른 사람들에 비해 특정 부위의 세포들이 독립하겠다고 아우성을 칠 확률이 높으니 예의주시할 필요가 있을 것이다.

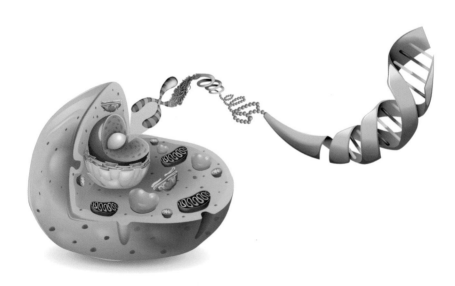

Breast Cancer

세계보건기구(WHO)의 발표에 따르면, 전 세계에서 한 해 45만8천 명의 여성이 유방암으로 사망한다고 한다.

2013년 5월 14일, 뉴욕타임스는 안젤리나 졸리의 「내 의학적 선택(My medical choice)」이란 제목의 칼럼을 실었다. 10년간 난소암으로 투병하다 돌아가신 어머니에 대한 슬픈 기억을 자신의 자녀에게 대물림하기 싫어 유방을 절제하기로 결심했다는 매우 충격적인 내용이었다.

그녀는 어머니로부터 13번과 17번 염색체상의 BRCA1 변이 유전자를 물려받았고, 이로 인해 유방암과 난소암에 걸릴 확률이 각각 87%와 50%에 이르렀다. 이것 때문에 그녀는 여성의 상징과도 같은 신체 부위를 과감히 도려내는 선택을 했다.

하지만 엄밀히 말하면 그런다고 암을 근본적으로 막을 수는 없다. 사회라는 울타리로 묶어 놓더라도 그 구성원들의 개성이 각기 다른 것처럼, 다세포 체제의 질서 역시 언제 어떻게 무너질지 아무도 모른다. 암을 예방하기 위해 미리 신체 부위를 절단하는 것은 다른 세포들에게 체제 불안의 경종을 울려 제2, 제3의 암을 유발할 수 있는 요인이 된다.

두 번째 암 유발 요인으로 산업화로 인한 각종 오염과 발암물질을 꼽을 수 있다. 그런데 앞서 말했듯이 그런 것을 다 피해 다니려면 무인도로 들어가 로빈슨 크루소가 되는 수밖엔 없다. 그리고 설사 그런다고 해서 암에 걸리지 않는다는 보장도 없고 말이다. 발암물질이나 잘못된 식습관이 암에 어느 정도 영향을 미치는 것은 사실이나 너무 민감하게 반응할 필요는 없다. 그것보다 더 비중이 높은 원인인 스트레스가 있으니 말이다.

왜 스트레스[14]가 큰 문제냐 하면, 이것이 발생하는 원인이 암세포와 유사하기 때문이다. 스트레스는 '나' 라는 존재가 부각될수록 강하게 온다. 가령 누군가에게 혼쭐났을 때 '나' 가 약하면 대수롭지 않게 넘기지만 '나' 가 강하면 스트레스에 시달린다. 속에서 분노가 마구 치밀면서 어떻게든 복수할 생각이 일어난다. '나' 가 평균을 넘어 상한가를 치는 사람들은 범죄로까지 이어지기도 한다. 이렇듯 '나' 에 대한 집착은 뭇 스트레스의 근본 원인이다.

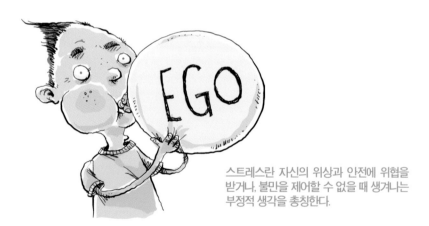

스트레스란 자신의 위상과 안전에 위협을 받거나, 불만을 제어할 수 없을 때 생겨나는 부정적 생각을 총칭한다.

---

14). 세계적인 암 전문가이며 한국인 최초로 미국 식품의약품국(FDA) 수석심의관과 분자약리학 연구실장을 지낸 바 있는 안창호 박사는 매 강연마다 암 발생의 가장 주된 원인이 스트레스에 있음을 강조하고 있다.

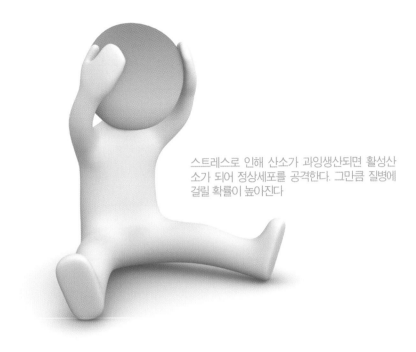

스트레스로 인해 산소가 과잉생산되면 활성산소가 되어 정상세포를 공격한다. 그만큼 질병에 걸릴 확률이 높아진다

그렇다면 스트레스를 받았을 때 각 세포들은 어떻게 반응할까?

'우리' 라는 전체 의식으로 가득 차 있는 세포들에게 '나' 라는 정보를 주입하는 꼴이 된다. 물론 대개 산발적으로 끝나기에 잠시 잠깐 스쳐지나는 바람에 불과하지만, 그 바람이 계절풍이 되어 지속적으로 불면 애기는 달라진다. 수시로 스트레스를 통해 '나', '나', '나' … 를 온몸에 주입하면 세포는 열을 받아 열충격 단백질을 형성한다. 이때 우리라는 정보가 사라지고 은연중 '나' 라는 의식이 깨어나게 된다.

'나' 를 느끼게 된 세포는 우리를 위해 죽으려 하지 않는다. 이것은 곧 유전정보의 변화를 의미한다. 체세포에서 탈피해 세포 독립화 현상이 발생하고, 이것이 주변에 번져 암으로 자라나게 된다. 이처럼 스트레스는 세포들에게 반란을 일으키도록 '나' 라는 독립 의지를 심어주는 것과 같다. 매우 위험한 행동이 아닐 수 없다.

스트레스에 비해 각종 발암물질이나 잘못된 식습관은 '우리'라는 정보로 똘똘 뭉친 세포들로 하여금 그 '우리'를 잠시 잊게 하는 정도에서 멈춘다. 물론 '나'를 일깨우진 않지만 '우리'를 계속해서 지우다 보면 그 틈 사이로 '나'가 생겨나기도 한다. 이렇게 진행 과정상 한두 단계가 더 붙기 때문에 스트레스에 비해 암 유발의 비중이 낮게 된다.

암환자를 관찰해 본 결과 대부분 암 증세가 발현하기 이전 3개월~2년 사이에 극심한 스트레스를 받은 경우가 많았다. – [아이언 고울러 박사]

나이	발암물질	식·습관	스트레스	유전요인	면역체계	총합
40대 - 95점	0~100	0~100	0~100	0~100	0~100	0~600
50대 - 90점	0~100	0~100	0~100	0~100	0~100	0~600
60대 - 85점	0~100	0~100	0~100	0~100	0~100	0~600
70대 - 80점	0~100	0~100	0~100	0~100	0~100	0~600
80대 - 75점	0~100	0~100	0~100	0~100	0~100	0~600
90대 - 70점	0~100	0~100	0~100	0~100	0~100	0~600

발암 확률 예견표

그렇다면 좀 더 구체적으로 각각의 암 유발 요소를 합쳐 위험도를 따져 보자. 이상의 여섯 가지 항목을 체크하면 대략이나마 암에 걸릴 확률을 가늠할 수 있다. 다만 암이 발병하기까지는 워낙 변수가 많아 [발암 확률 예견표]를 무조건 신뢰할 수는 없다. 그렇다고 터무니없이 만들어진 건 아니니 한 번쯤은 진지하게 점검해 봐도 좋을 것이다.

여섯 개 항목에서 모두 100점을 받으면 600점 만점이 된다. 슈퍼맨과 원더우먼이나 가능한 점수이다. 여기서 70점 정도가 깎이면 암 발생률이 80%로 높아진다. 가령 유전적으로 문제가 없는 50대의 경우 이미 나이에서 10점 깎인다. 그리고 대개 발암물질이나 식습관에서 10점 깎이니, 기본적으로 20점은 잃고 시작한다. 남은 것은 면역과 스트레스이다. 여유 점수가 무려 50점이나 남아 있다는 점은 현대인들이 암에서 자유로울 수 있는 가능성이 매우 높다는 사실을 알려준다.

하지만 현대인들이 어려서부터 과도한 약물 복용으로 면역력이 저하된 상태에서 각종 스트레스에 시달리며 살아간다는 점을 고려하면 나머지 50점은 결코 넉넉한 점수가 아니다. 대부분 면역 조항에서 20~30점을 잃을 테고, 여기에 수시로 가해지는 스트레스는 실로 암의 싹을 틔워주는 햇볕과도 같을 것이다.

이렇게 50대에 벌써 살얼음판을 걷는 상황이 돼 버리는데, 앞으로 나이 점수에서 더 깎여 나간다면 어떻게 되겠는가!

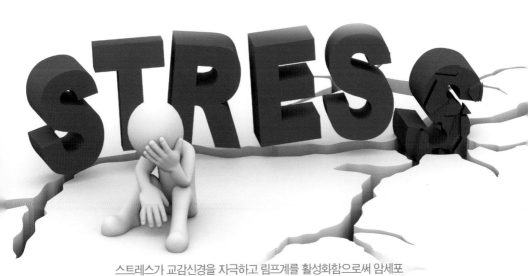

스트레스가 교감신경을 자극하고 림프계를 활성화함으로써 암세포가 빠르게 확산될 수 있는 길을 열어준다. – [에리카 슬론 박사]

그런데 이런 상황은 그래도 고르게 점수를 잃는 경우이고, 간혹 어느 한쪽에서 심하게 실점하는 불운도 있다.

폐타이어로 지은 아파트에서 장기간 생활하는 사람들, 석면에 오래 노출된 사람들, 송전탑 근처에서 생활하는 사람들, 틈만 나면 병원에 가서 CT를 찍어대는 사람들… 이렇게 발암 물질에 노출 빈도가 높은 사람들은 평균 10점보다 높은 20점 이상씩 점수를 잃게 되고 그만큼 암 발생 확률을 높일 것이다.

또한 과도한 스트레스에 지속적으로 시달리는 사람들 역시 20점 이상의 점수를 잃을 수 있다. 더군다나 선천적으로 유전적 결함을 갖게 되면 거기서만 무려 30~40점을 잃을 수 있다. 이렇게 한 항목에서 많은 점수를 잃으면 다른 모든 항목을 조심하더라도 암 발생 확률이 급증하게 된다.

자, 그렇다면 어떻게 전략을 짜서 대처해야 [발암 확률 예견표]에서 좋은 점수를 얻을 수 있을까?

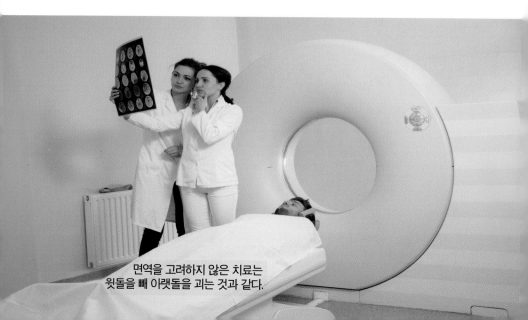

면역을 고려하지 않은 치료는
윗돌을 빼 아랫돌을 괴는 것과 같다.

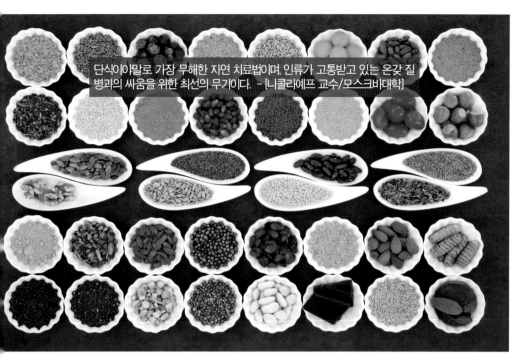

단식이야말로 가장 무해한 자연 치료법이며, 인류가 고통받고 있는 온갖 질병과의 싸움을 위한 최선의 무기이다. - [니콜라예프 교수/모스크바대학]

일단 식습관부터 얘기해 보자. TV를 켜면 어느 무엇이 몸에 좋고 나쁘다는 보도가 약방의 감초처럼 끊이질 않는다. 전문가의 설명까지 곁들이면 마치 마른 섶에 불 타들어가듯 금세 유행이 된다.

100여 년 전, 방사능 물질인 라듐이 화장품이나 치약을 비롯해 질병 치료제로 널리 쓰이다가 20년 만에 공포의 대상으로 뒤바뀐 사실에 주목할 필요가 있다. 이처럼 당연한 것처럼 보이는 상식이 모두 사실로 귀결되는 건 아니다. 따라서 세파에 휩쓸리는 것보다는 오래된 전통과 자신만의 체질을 고려해 먹거리를 선별하는 편이 좋다.

그런데 사실상 사람이 먹을 수 있는 것들은 몸에 좋지 않은 것이 없고, 동시에 몸에 나쁘지 않은 것이 없다. 설탕, 소금, 탄수화물, 육류, 지방… 같은 것의 유불리有不利는 먹는 양과 방법에 따른 것이지 그 자체로 나뉘는 것이 아니다. 온갖 영양제나 약초들 역시 취하는 방법에 따라 독이 될 수도 약이 될 수도 있다.

그러므로 몸에 좋은 것을 찾기보다 어떻게 하면 골고루 맛있게 잘 먹느냐에 신경 쓰는 편이 낫다. 식습관은 일반적 상식만 잘 지켜도 크게 점수를 잃는 일은 없을 것이다.

그리고 현대인으로 살아가면서 발암물질에 노출되지 않을 방법은 없다. 전자파를 피하려고 핸드폰을 사용하지 않을 수 없듯이 말이다. 따라서 노출은 불가피하지만 그것이 지속되고 장기화되는 것만은 피하자. 주변을 잘 살피는 성의만 보여도 발암물질 항목에서 5점 정도만 잃는 선으로 선방할 수 있을 것이다.

유전 요인은 어쩔 수 없으니 포기하고, 나머지 스트레스와 면역 체계에 신경을 바싹 쓰는 편이 상책이다. 왜냐, 이 두 조항은 노력 여하에 따라 얼마든지 고득점 할 수 있기 때문이다.

면역을 키우기 위한 주의점은 여러 차례 설명했다. 골자는 면역 훈련이 중단되지 않도록 약의 오남용에 주의하라는 것이다. 약한 병은 스스로 극복하고, 그것이 곤란할 때만 현대 의학의 도움을 받아야 한다.

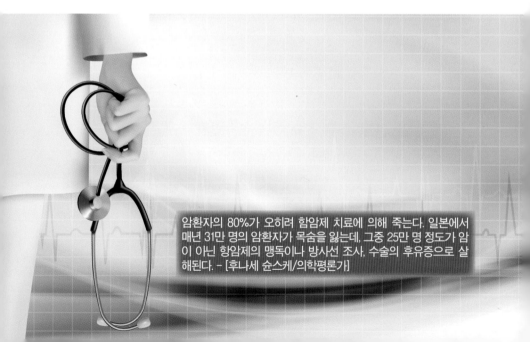

암환자의 80%가 오히려 함암제 치료에 의해 죽는다. 일본에서 매년 31만 명의 암환자가 목숨을 잃는데, 그중 25만 명 정도가 암이 아닌 항암제의 맹독이나 방사선 조사, 수술의 후유증으로 살해된다. - [후나세 슌스케/의학평론가]

우리의 면역 시스템은 매우 지혜롭고 강력하다. 인체에 위험 신호가 감지되면 살기 위해서 어떡하든 문제를 해결한다.

면역은 비단 외부의 적을 물리칠 때만 작동하는 것이 아니다. 가령 무거운 것을 들어서 힘에 부치면 바로 비상등이 켜진다. 다음번에 더 쉽게 들 수 있도록 체내의 단백질을 모아 근육을 강화한다. 이것이 익히 아는 보디빌딩의 원리이다.

그래서 보디빌딩은 면역에 경고등이 켜질 때까지 해야 한다. 헬스클럽에 많은 시간을 투자하면서도 면역과 상관없이 무게 운동을 하는 분들이 많다. 그러면서 왜 자신은 수년째 열심히 하는데도 근육이 잘 안 생기냐며 투덜댄다. 하지만 그건 체질 탓이 아니라 면역을 이용하지 않았기 때문이다.

면역은 이처럼 방어와 공격에 적절히 개입해 우리의 신체를 보호하고 강건하게 만든다.

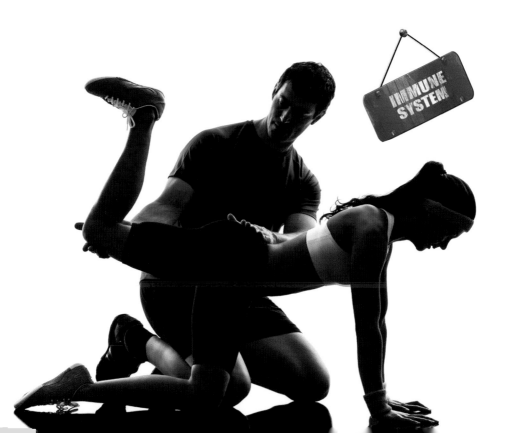

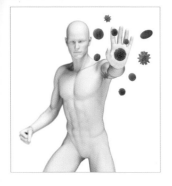

그런데 수십 년 동안 이런저런 약의 도움으로 생활해 왔다면 이미 면역 조항에서 적잖은 점수를 잃었을 것이다. 그 결과 암세포가 우리의 몸 군데군데 움을 트고 있는지도 모른다. 하지만 포기할 필요는 없다. 다소 늦긴 했지만 면역 훈련을 지금이라도 실시해 힘을 키우면 된다.

그러면 어떻게 해야 약물에 의존하지 않고 살았던 100년 전 사람들 정도의 면역을 유지할 수 있을까?

면역은 우리 인류를 오랜 세월 동안 지켜 낸 매우 강력한 보호 장치이다. 그렇기에 늦었다고 생각하는 지금부터라도 꾸준히 면역 훈련을 하면 얼마든지 잃었던 힘을 되찾아 올 수 있다.

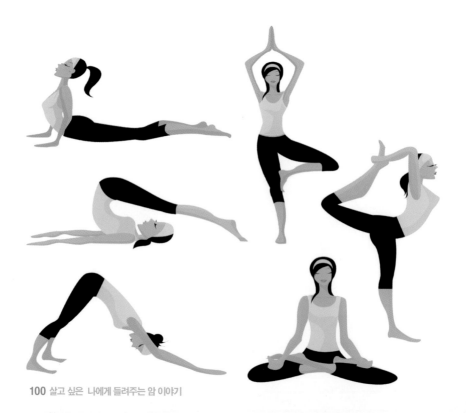

면역이 강해지면서 온갖 병들이 저절로 물러나게 된다. 세상에 만병통치약으로 부를 수 있는 것은 단 하나, 면역밖에 없다.

면역을 튼튼히 하면서 잊지 말아야 할 것이 스트레스이다. 면역은 '우리'로 대표되는 다세포 몸뚱이를 지켜내려는 것이다. 그런데 스트레스를 통해 '나'를 계속해서 주입하면 '우리'의 가치가 희석되고 그만큼 면역은 퇴보한다. 또한 그 틈에 '나'로 독립하려는 암세포들도 자라난다. 그러니 스트레스를 받지 않는 것은 매우 중요한 일이다.

정리하면, 우리가 암을 예방하기 위해서 할 수 있는 일은 골고루 잘 먹으면서 발암물질에 노출되는 횟수를 줄이고, 적절한 운동을 통해 면역을 키우면서 스트레스를 줄이는 일이다.

너무 간단한가?…

하지만 대개 정답은 주변에서 쉽게 찾을 수 있는 법이다.

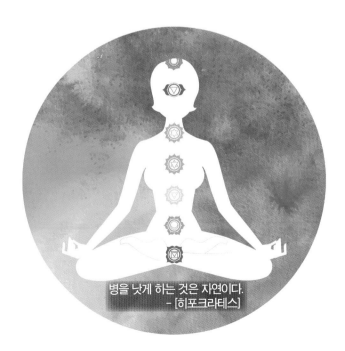

병을 낫게 하는 것은 자연이다.
- [히포크라테스]

8 암癌을 치유하는 최상의 전략은 무얼까?

평소에 없던 것이 몸에서 만져지면 혹시 암이 아닐까 불안한 마음이 들기도 한다. 하지만 암은 대체로 손길이 닿지 않는 장기에서 발생한다. 그렇기에 병원에 가서 최종적으로 암이라는 진단을 받기 전에는 어느 누구도 확신할 수 없다.

불안한 마음을 달래고자 검진을 받았는데 암이 맞다는 결과가 나오면 심정이 어떨까?

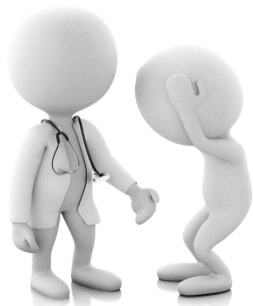

암!···
왜 하필 니일까?

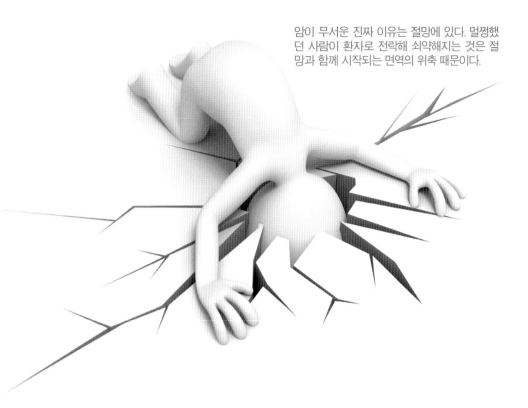

암이 무서운 진짜 이유는 절망에 있다. 멀쩡했던 사람이 환자로 전락해 쇠약해지는 것은 절망과 함께 시작되는 면역의 위축 때문이다.

아마 의사가 암이라고 말하는 순간 생각이 멈추며 하늘이 노랗게 물들 것이다. 의사는 으레 그렇듯 빼놓지 않는 말이 있다. 암이 1기나 2기면 "그래도 조기에 발견해서 다행입니다. 이 정도 암은 완치율이 높으니 너무 걱정하지 마세요" 라고 말하고, 암이 3기나 4기면 "요즘은 좋은 치료제가 많아 생존율이 높으니 용기를 잃지 마세요" 라고 말한다.

의사의 희망을 주는 말에도 환자는 청천벽력을 맞은 것처럼 낙담한다. 그러면서 속으로 '어떻게 나에게 이런 일이 생길 수 있지? 아직 살날이 구만리 같은데…' 하면서 탄식을 한다.

왜 환자는 의사의 말을 신뢰하지 않고 마치 사형 선고를 받은 것처럼 실의에 빠질까?

매스컴에 잊을 만하면 보도되는 내용 가운데 하나가 암을 조기 검진해 완치한 사례들이다. 이런 보도를 접하면 건강검진이 얼마나 중요한지를 실감나게 해준다.

그런데 전 국민을 대상으로 암 검진을 실시하고 있는데, 왜 나날이 암으로 인한 사망률이 늘고 또한 5년 생존율[15]도 제자리걸음일까?

조기 검진이 불필요하다는 주장이 대두된 건 꽤 오래전이다. 1996년 9월 19일자 한겨레 신문은 암 조기 진단의 무용성을 주장하는 일본의 곤도 마코토 교수(게이오대 의학부)의 주장을 싣고 있다.

항암제의 90% 이상이 효과가 없고 암 수술은 환자에게 거의 도움이 되지 않는다. 항암제 투여로 암세포의 축소나 생명 연장의 효과를 볼 수 있는 암은 급성백혈병 등 전체 암의 약 10%에 불과하며, 대부분의 암에서는 부작용만 안겨줄 뿐이다. 따라서 암의 조기 검진은 백해무익하다.

암 가운데는 그대로 두어도 진행이 늦거나 퍼지지 않아 생명에 지장이 없는 암(가짜암 또는 느림보암)이 있는가 하면, 일찍 발견해도 이미 발생 초기부터 다른 장기에 퍼져 있는 암도 있어, 조기 검진과 조기 수술은 아무런 도움이 되지 않는다. 오히려 조기 검진 과정에서 내시경 시술로 인한 감염이나 출혈, 방사선 과다 조사로 인한 발암 위험성만 더 키울 수 있고, 실제로 가짜암을 수술하는 경우도 꽤 많아 생사람을 잡게 되는 경우가 비일비재하다.

---

15). 통계를 보면 5년 생존율이 늘어나는 것으로 나오지만, 그것은 조기 검진에 의한 조기치료 때문이다. 악성 암만 놓고 봤을 때는 과거에 비해 큰 진전이 없다. 그리고 생존율을 따질 때는 적어도 7년에서 10년을 기준으로 해야 치료의 의미가 있게 된다. 정상적인 생활을 못하며 연명 치료만 하는 기간을, 단지 생존했다는 이유만으로 통계에 넣어 의미를 부여하는 것은 다소 무리가 있다.

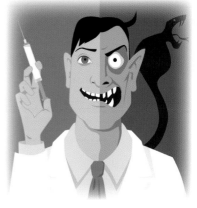

곤도 마코토 교수가 조기 검진의 무용론을 주장한 지 꽤 오랜 세월이 흘렀다. 의학의 발전을 생각하면 이제는 그런 주장을 일축할 만하지 않을까 싶기도 하다.

그런데 그의 주장에 동조하는 발언이 마치 양심 선언과도 같이 의학자들의 입에서 연이어 흘러나오고 있다.

영국 런던대 외과 명예교수인 마이클 바움(Michael Baum) 교수도 그 가운데 한 명이다. 40여 년 간 세계적인 유방암 수술의 권위자로 활동해 온 그는 다음과 같은 주장을 펼쳐 화제가 됐다.

유방암 조기 검진 캠페인은 정작 유방암 사망률을 감소시키지 못하면서 많은 여성들을 공포로 몰아넣고 있다. 10년간 유방암 조기 검진에 빠짐없이 참가한 1000명을 조사해 보니, 조기 검진으로 생명을 건질 수 있었던 사람은 단 한 명에 불과했다. 유방암 조기 검진의 오진률이 20~50%나 되고, 유방암 수술을 받은 여성 4명 중 1명은 그 오진률 때문에 사망하게 된다. 그리고 암에는 발전하지 않는 암이 적잖게 있는데, 그것을 무조건 수술함으로써 더 큰 위험으로 몰아넣는 경우도 상당히 많다.

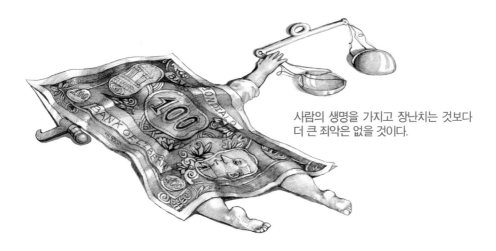

사람의 생명을 가지고 장난치는 것보다 더 큰 죄악은 없을 것이다.

사실 유방암 0기로 알려진 유관 상피내암종(Ductal Carcinoma in Situ, DCIS)의 대부분이 암으로 진행하지 않는다고 한다. 그럼에도 미래에 대한 막연한 불안 때문에 수술을 감행하는데, 그 부작용이 만만치 않다.

그런데 이런 조기 검진과 조기 수술의 문제는 비단 유방암에서만의 문제가 아니다. 다른 암에서도 그와 유사한 문제는 계속해서 불거지고 있다.

얼마 전 밀라노 소재의 유럽 암연구소(EICR)는 전립선 특이항원 선별 검사를 받은 남성들이 오히려 그 검사를 받지 않은 남성들보다 전립선암으로 사망하는 비율이 높다는 것을 확인했다. 전립선암은 증상이 없으면 조기 검진을 받지 않는 것이 낫다는 얘기이다. 그리고 혹시 전립선암이 발생하더라도 높은 연령대를 고려하면 그것으로 인한 사망률이 매우 낮다고 한다. 요즘 갑상선 암의 수술을 놓고 그 효용에 대해 옥신각신하는 것과 비슷하다.

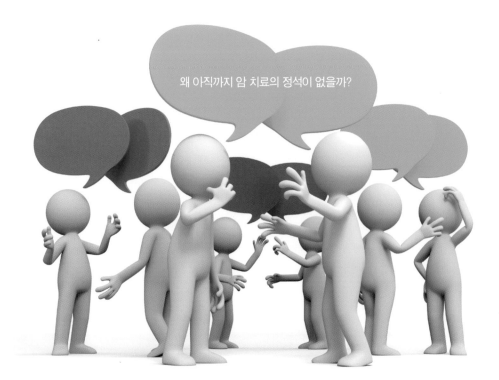

유방암과 전립선암의 예를 들어 봤는데, 사실 이런 의문은 모든 암에 해당하는 얘기이다. 2012년 추적60분에 보도된 바와 같이 암의 종류를 떠나 조기 진단의 문제는 의외로 심각하다.

특히 무분별하게 찍는 CT 촬영은 간과할 수 없다. 이때 조사되는 방사선 피폭이 기존 X선의 많게는 350배에 달하는데, 이는 히로시마에 터진 원자탄의 방사능에 약한 수준으로 노출되는 것과 같은 수치이다. 이런 위험성 때문에 전 세계 어느 나라도 종합검진 중 CT를 찍는 나라는 없다. 무슨 이유에선지 우리나라만 서슴없이 CT를 찍어댄다.

몇 해 전 미국 정부와 암학회 사이에 벌어진 유방암 검진 시기에 대한 논쟁은 조기 검진이 얼마나 위험한지 짐작하게 한다. 당시 미국 정부는 조기 검진의 위해성을 문제 삼아 50세부터 유방암 검진을 받도록 권고했는데, 암학회가 기존 40세 검진을 고수하면서 마찰이 빚어졌다.

조기 검진 시에 허위 양성이 나와 불필요한 조직검사를 받고 심지어 생기지도 않은 암 치료를 받는 부작용이 적잖게 있다. - [맨델블래트 박사/미국 정부 연구팀]

이때 암학회 편에서 정부 연구팀의 주장을 뒷받침할 만한 근거가 없다며 반론을 폈던 리첸펠드 박사는 몇 해 뒤 2016년에 다음과 같이 발언했다.

조기 발견은 부작용이 수반되기에 항상 이로운 건 아니다. 검진 과정에 암이 발생할 수 있는데, 이런 암은 대개 치명적이다. 그리고 이런 위험을 무릅쓰고 암을 발견해도 크게 위험하지 않은 것일 수도 있다.

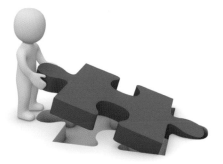

그런데 왜 이처럼 암 진단과 치료에 있어서만 유독 극심한 혼란이 일어날까?

그 이유는 매우 간단하다. 체세포에서 독립해 자율적으로 존속을 도모하는 암을 인정하지 않기 때문이다. 독립화 세포라는 점을 확실히 인지한다면 암에 관한 의문점은 상당 부분 해소된다.

암은 거듭 말하지만 세포 독립화 현상이다. 체세포의 사슬을 끊고 단세포로 회귀하려는 현상에서 비롯된 일종의 마찰이다. 어느 사회든지 구성원 모두를 만족시킬 수는 없듯, 100조의 세포를 거느린 우리의 몸 역시 그렇다. 세포의 독립화 현상은 늘상 있는 일이며, 거의 대부분이 면역에 의해 진압된다.

유방암 0기라고 하는 유관 상피내암종(Ductal Carcinoma in Situ, DCIS) 역시 세포 독립화 현상의 일종이다. 하지만 이것이 세포 독립화에 성공해서 암이 되려면 넘어야 할 고개가 매우 많고, 그 과정에 저절로 없어지거나 아니면 정체돼 머무르는 경우가 많다.

그 중 용케도 면역의 진압봉을 피해 성장하면 유방암 1기나 2기의 명패를 달게 된다. 하지만 이때의 암 역시 앞으로의 행보를 예측하긴 어렵다. 이 녀석들이 세력을 더 확장해서 숙주인 인간을 죽음으로 몰아넣을지 말지는 아무도 모른다. 오로지 암만이 그 열쇠를 쥐고 있다.
물론 성질이 급해 세력 확장에 열을 내는 암은 어떡하든 제거하는 편이 나을 수 있다. 어차피 가만 놔두면 치명적이니 현대의학의 수술과 화학요법을 써 보는 것도 나쁘진 않을 것이다.

문제는 얌전한 암을 건드리는 데에 있다. 암 가운데는 가만히 놔둬도 수십 년 동안 그대로 머물러 있는 것들이 꽤 많다. 이런 것들을 제거하려고 하면 암이 깜짝 놀라 그때부터 살려고 발버둥 치게 된다. 수술 과정에 혈액과 산소가 암 부위로 몰리면 이 녀석들은 이 때다 싶어 혈관신생의 스위치를 켜고 성장과 탈출을 동시에 시도한다.

수술과 화학요법으로 암을 제거해도, 관측되지 않는 암세포의 잔류 가능성은 매우 높다. 이 녀석들은 메스와 항암제의 맛을 되새기며 이를 바득바득 간다. 복수의 칼날을 갈면서 힘을 비축했다가 면역이 약해지는 틈을 타서 다시 나타난다.

이렇게 해서 재발한 놈은 매우 위력적이다. 성장 속도도 빠르고 전이도 물불을 안 가린다. 그래서 이런저런 항암제를 총동원하게 되는데, 이미 내성이 생겨 효용이 떨어진다. 그렇다고 수술을 하자니 이제는 견딜 수 있는 몸 상태가 아니다.

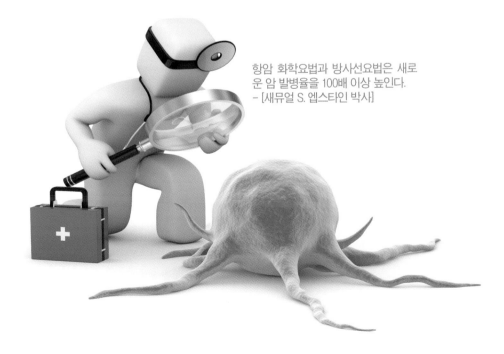

항암 화학요법과 방사선요법은 새로운 암 발병율을 100배 이상 높인다.
- [새뮤얼 S. 엡스타인 박사]

그런데 더 큰 문제는 탈출한 놈에게서 시작한다. 이 녀석은 혈관을 타고 주변을 떠돌다가 둥지를 틀기에 적당한 곳에 자리를 잡는다. 이미 공격받은 전력이 있기에 곧바로 신생혈관을 만들어 성장에 주력한다. 그러면서 제2, 제3의 기지를 건설할 궁리만 하게 된다. 이제 몸 전체로 암이 전이되는 건 시간 문제다. 이렇게 슈퍼 암으로 성장한 녀석들과 싸울 생각을 하면 참으로 암담하기 짝이 없다.

그런데 이건 암에 칼을 대거나 항암제를 투여했을 때 얘기이다. 이미 전쟁이 터졌으니 누가 이기든 결판을 내야 하는 건 어쩔 수 없다. 하지만 제대로 싸워 보지도 못하고 억울하게 당하는 경우도 있으니, 바로 암 진단 과정에서의 부작용이다.

조직 검사를 할 때 암세포를 건들게 되는데, 이때 얌전했던 암이 버럭 성질을 내면서 신생혈관의 스위치를 켜기도 한다. 자신을 공격하는 줄로 판단하는 순간 암은 돌변한다. 단지 진단만 했을 뿐인데도 암은 위협을 느껴 무차별 세력 확장을 꾀하게 되는 것이다.

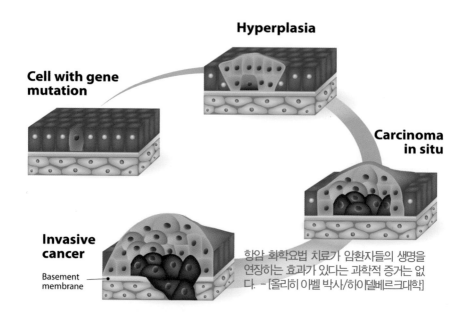

Hyperplasia

Cell with gene mutation

Carcinoma in situ

Invasive cancer

Basement membrane

항암 화학요법 치료가 암환자들의 생명을 연장하는 효과가 있다는 과학적 증거는 없다. – [올리히 아벨 박사/하이델베르크대학]

긁어 부스럼이란 말처럼 지금이 바로 그 짝이다. 그래서 암을 조기 검진하고 적극적으로 수술에 매달린 쪽과 그렇지 않고 그냥 놔둔 쪽의 생존율이나 사망률이 엇비슷하게 나온다. 양쪽이 무승부로 나오니 암 진단과 수술, 항암요법에 회의적인 시각이 많은 것이다.

암이 광폭해 어쩔 수 없이 사생결단을 낼 수밖에 없는 경우라면 후회는 없다. 하지만 암의 성향이 환자마다 천차만별이고, 그렇기에 혹을 떼려다 오히려 혹을 붙이는 억울한 경우도 비일비재하다. 그래서 암에 대처하기 위해서는 스스로 암에 대해 잘 알아야 한다. 세상에는 자본의 논리에 의해 왜곡된 정보가 너무나 많다. 암도 그 가운데 하나이다.

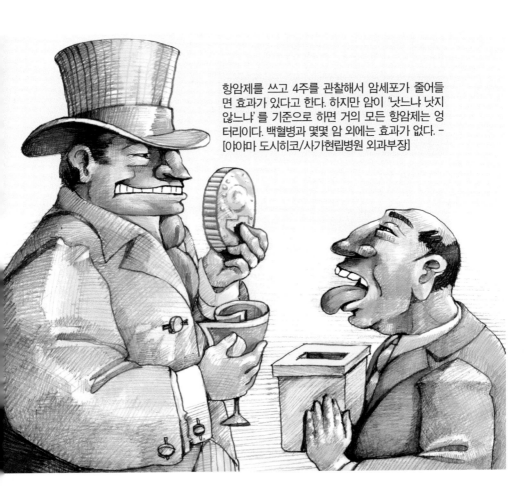

항암제를 쓰고 4주를 관찰해서 암세포가 줄어들면 효과가 있다고 한다. 하지만 암이 '낫느냐 낫지 않느냐'를 기준으로 하면 거의 모든 항암제는 엉터리이다. 백혈병과 몇몇 암 외에는 효과가 없다. - [아야마 도시히코/사기현립병원 외과부장]

그렇다면 암에 걸렸을 때 어떻게 대처해야 현명할까?

세간에는 항암에 대한 전략과 전술이 홍수처럼 넘쳐 난다. 하지만 크게 보면 다음의 다섯 가지로 정리할 수 있다.

1. 현대의학을 통한 전면전
2. 현대의학과 자연요법을 혼합한 부분전
3. 자연요법을 통한 장기전
4. 힐링(healing)을 통한 설득
5. 면역 증강을 통한 자생력 확보

교과서로 통하는 1번 전략은 현대의학에 모든 것을 맡기는 것이다. 가장 보편적인 방법이며, 이것을 선택해서 생명을 구한 사람들이 부지기수로 많다. 하지만 이 선택으로 인해 고생하다 죽어간 사람들도 결코 적지 않다. 그래서 1번에 득실을 표시하기란 조심스럽다.

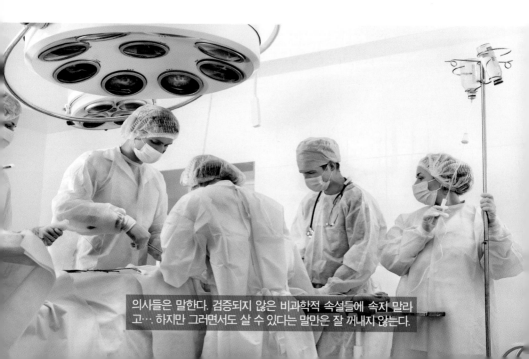

의사들은 말한다. 검증되지 않은 비과학적 속설들에 속지 말라고… 하지만 그러면서도 살 수 있다는 말만은 잘 꺼내지 않는다.

그러다 보니 요즘은 현대의학의 지침을 따르다가 항암제 투여만 줄이는 제
2번 전략을 선택하는 환자들도 늘어났다. 항암제의 독성을 최소한으로 줄
여 면역을 보호하고, 그 빈자리에 천연 항암제를 채워 넣는 것이다. 현대의학
과 자연요법의 장점을 적절히 혼합한 케이스인데, 통계를 보면 그런대로 나
름의 실익은 있다.

그런데 현대의학의 개입 자체에 부정적인 환자들이 늘어나면서 3번 전략을
선택하는 경우도 생겨난다. 특히 고령자나 말기암에 걸린 사람들 가운데 많
다. 모든 것을 포기하고 자연에 맡겼더니, 암이 성장을 멈추거나 줄어들었다
는 사례도 꽤 있다.

이런 내용은 TV 건강 프로에 잊을 만하면 한 번씩 나와 세간의 이목을 집
중시키곤 한다. 하지만 이렇게 스포트라이트를 받는 암환자의 이면엔 소리
소문 없이 생을 마감하는 사람들 역시 적지 않다.

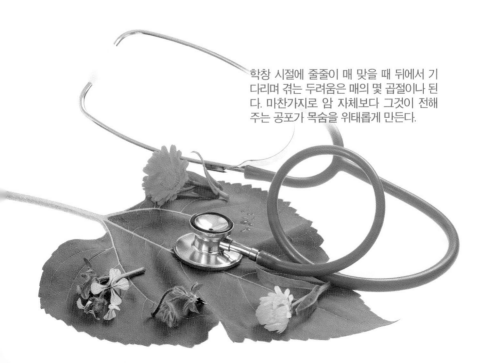

학창 시절에 줄줄이 매 맞을 때 뒤에서 기
다리며 겪는 두려움은 매의 몇 곱절이나 된
다. 마찬가지로 암 자체보다 그것이 전해
주는 공포가 목숨을 위태롭게 만든다.

이처럼 각각의 전략은 장단점이 교차하며, 그렇기에 암환자의 입장에서 어떤 선택을 해야 할지 시름이 깊어질 수밖에 없다. 단 한 번의 선택으로 삶과 죽음이 갈리는 순간이다.

그런데 앞의 전략과 달리 4번 전략 힐링(healing)은 단점이 전혀 없다. 오로지 장점만 있으면서 그 효용도 매우 크다. 마치 약방의 감초와도 같아, 앞의 세 전략과 더불어 써도 금상첨화이다. 따라서 어떤 전략을 짜더라도 4번만큼은 반드시 실천하는 것이 좋다. 어찌 보면 4번 전략이 교과서이고, 앞의 세 방법이 참고서일 수도 있다. 그만큼 암에 있어서의 치유 효과는 강력하다.

그렇다면 왜 4번의 힐링(healing)이 유력한지 살펴보자.

암세포는 세포 독립화 과정을 거치면서 본능적으로 생각을 일으킨다. 그것이 너무 미약해 이성적 대화는 불가하지만, 그래도 감성만은 어느 정도 전달된다. 감성을 통해 암과 소통할 수 있다는 사실은 암을 다스릴 수 있는 해법이 있다는 뜻이기도 하다.

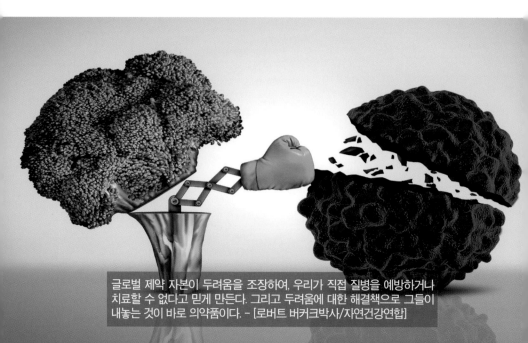

글로벌 제약 자본이 두려움을 조장하여, 우리가 직접 질병을 예방하거나 치료할 수 없다고 믿게 만든다. 그리고 두려움에 대한 해결책으로 그들이 내놓는 것이 바로 의약품이다. - [로버트 버커크박사/자연건강연합]

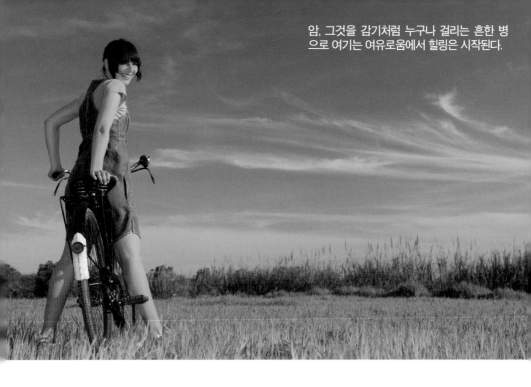

암의 특징은 '나' 의식의 고착화이다. '우리' 라는 체세포에서 '나' 로 떨어져
나온 것이 암이다. 그래서 암의 '나' 를 체세포의 '우리' 로 바꾸면 암은 저절
로 사라진다. 설사 그렇게까지는 아니어도 암이 '나' 와 더불어 '우리' 에 대한
가치를 인정하면 그 성장을 멈추고 공존을 꾀하게 된다. 이쯤만 되어도 암의
문제는 상당 부분 해결된 것이다.

 그렇다면 '우리' 의 가치, 다시 말해 다세포 생물의 좋은 점을 어떻게 암에게
전달할까?

 그건 매우 간단하다. 주변과의 공명을 통해 즐거움, 기쁨, 감동, 보람, 희열,
행복 등의 좋은 감정들을 마구 일으키면 된다. 이것이 힐링(healing)이다.
 힐링보다 더 큰 다세포 생물의 가치는 없다. 이것은 지극히 부드럽지만 암에
게는 메스나 항암제보다 강력한 메시지가 된다.

'우리'의 가치를 위해 '나'를 희생할 만하다는 뜻을 품게 되면 암의 성장 동력은 꺾인다. 물론 이런 일을 단번에 할 수는 없지만 매일매일 지속적으로 반복하다 보면 암의 유전적 코드는 바뀔 수밖에 없다.

이때 주의할 것은 힐링의 반대되는 것들이다. 갖가지 스트레스를 비롯해 우울, 불안, 분노, 불행, 허망… 과 같은 부정적 감정들은 '우리'보다 '나'에 초점이 맞춰져 있어서 암을 독려하게 된다. 실제로 실험 결과를 보면 암환자의 우울 지수가 높을수록 암 치료에 불리하게 작용한다.

미국 오클랜드의 카이저 퍼머넌트 연구팀의 최근 연구에 따르면, 사회적으로 고립돼 외롭게 있는 것보다 긍정적 마인드로 적극적으로 대인 관계에 나서는 암환자의 치료 효과가 좋다고 한다. 10여 년 동안 총 9,267명의 유방암 환자의 의료기록을 분석했는데, 고립된 여성은 그렇지 않은 여성에 비해 암 재발률은 40%, 사망률은 60%나 높게 나왔다. 공동체의 유대관계를 통한 '우리'라는 의식이 얼마나 중요한지 여실히 보여주는 사례이다.

이런 연구가 아니어도 부정적 의식이 암치료에 나쁘다는 연구는 셀 수 없이 많다. 그 이유가 바로 '나' 의식을 강하게 해 암에게 자신의 선택이 맞다는 확신을 심어주기 때문이다.

힐링[16], 이것은 암의 존립 근간을 공략하는 매우 유효한 치유법이다. 그러면서도 그에 따른 부작용이 전혀 없다. 힐링을 실천하면서 부수적으로 자신에게 맞는 치료법을 착실히 써 나간다면 암의 극복이 그렇게 어렵지 않을 것이다.

---

16).힐링의 구조와 그것을 이루는 방법에 대해 아주 쉽고 정확하게 기술한 책으로, 김오회 박사의 [내 멋대로 살고 싶다/매일경제]가 있다.

시한부 선고를 받은 말기암 역시 되돌릴 가능성이 있는 것이 힐링의 마법과도 같은 힘이다.

우리는 암과 함께 살아가는 시대에 살고 있다. 암이 발견됐을 때만 비상등을 켜고 힐링의 카드를 꺼내기보다는, 평소에 습관처럼 하는 편이 낫지 않을까. 그렇게 된다면 당신의 삶은 보다 아름답고 가치 있을 것이다.

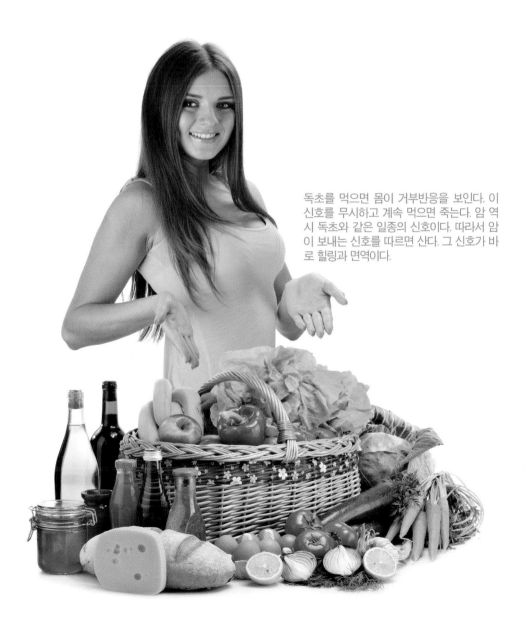

독초를 먹으면 몸이 거부반응을 보인다. 이 신호를 무시하고 계속 먹으면 죽는다. 암 역시 독초와 같은 일종의 신호이다. 따라서 암이 보내는 신호를 따르면 산다. 그 신호가 바로 힐링과 면역이다.

암은 다세포 생물에서 분리 독립하려는 세포이다. 따라서 하나의 개별적 생명체로 다뤄야 여러모로 편리하다.

그런데 불행 중 다행인 건 암이 이중적 성향을 띠고 있다는 사실이다. 다세포 생물의 룰(rule)을 따르지 않으면서 체세포 사이에 껴 있으려 한다. 즉 다세포와 단세포의 중간적 형태에서 양쪽의 실리만 챙기려는 매우 이기적인 세포이다.

암은 체세포로서 전체를 위한 자살을 거부하면서도 단세포로 돌아가려는 행보는 주저한다. 이리저리 눈치를 살피면서 존속을 꾀하는 아주 실리에 밝은 녀석이다. 박쥐가 연상되는 놈이긴 하지만, 그래도 이런 이중적 성격 때문에 치료의 길이 열려 있다.

암과의 공존에 대한 확신을 심어주면서 다세포 생물의 우월성을 보여주면 웬만한 암은 수그러들기 마련이다. 이것이 힐링의 필요성이다.

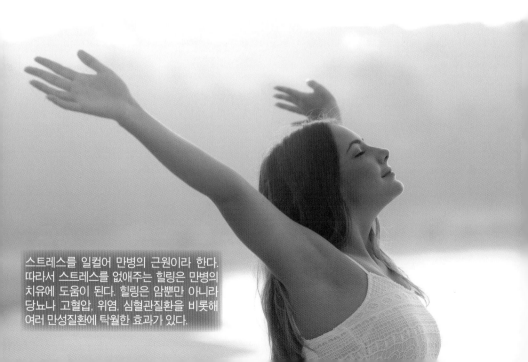

스트레스를 일컬어 만병의 근원이라 한다. 따라서 스트레스를 없애주는 힐링은 만병의 치유에 도움이 된다. 힐링은 암뿐만 아니라 당뇨나 고혈압, 위염, 심혈관질환을 비롯해 여러 만성질환에 탁월한 효과가 있다.

따라서 말기암에 걸렸어도, 시한부 선고를 받았어도 포기할 필요는 없다. 목숨이 붙어 있는 한 얼마든지 암의 성장을 멈출 수 있다. 왜냐, 암 역시 숙주를 죽여 함께 공멸하는 것은 원치 않기 때문이다. 힐링을 통한 공존 의식! 이것이 암의 작동을 끄는 스위치가 될 것이다.

그런데 힐링만 가지고는 안심할 수 없다. 세간에는 이것 하나만으로 말기암을 극복했다는 사례들이 간간이 있긴 하지만, 모든 사람들에게 해당하지는 않는다. 따라서 힐링을 뒷받침할 유력한 그 무엇이 필요하다. 바로 만병통치약으로 알려진 5번의 면역이다. 사실 면역만 확실했어도 암으로 이렇게 시달리지 않았을 것이다.

면역이란 무엇인가?

글자 그대로 풀이하면 세균·바이러스를 물리칠 수 있는 인체의 힘이란 뜻이다. 이 말은 얼마나 오랫동안 인류가 세균·바이러스와 사투를 벌여 왔는지를 짐작케 한다.

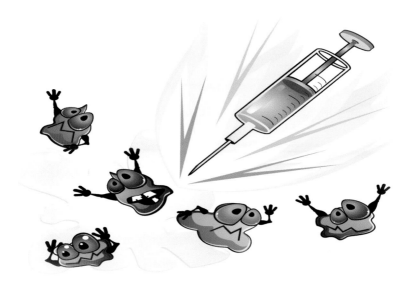

그렇다면 요즘은 어떤가?

현대의학의 등장과 더불어 인류는 세균·바이러스와의 싸움이 뜸해졌다. 우리의 면역이 적들과 한판 붙어보려고 하면 이런저런 약물이 개입해 방해한다. 면역은 점점 설 자리를 잃고 그 자리를 현대의학이 대신하게 됐다. 현대의학에 의존할수록 인류의 면역은 약해졌고, 결국 별 볼일 없던 암이 활개를 치는 세상이 됐다.

「잔병에 팔십」, 「골골 팔십」 이라는 속어가 있다. 예전 팔십이면 지금으로 치면 대략 100살 정도 될 것이다. 그런데 오늘날은 잔병을 거의 다 잡아 없앴다. 적과의 공존이 깨졌고 그래서 면역도 약해졌다.
적이 없으면 면역도 없다. 적과 공존할 때 비로소 면역이 생긴다. 이것이 생태계를 유지하는 불변의 이치이다. 우리의 면역, 그건 세균·바이러스로부터 나온 것이다. 우리에게서 멀어진 세균·바이러스를 다시 불러와야 한다. 그래야 잔병이 생기고 면역이 활발해져 강건할 수 있다.

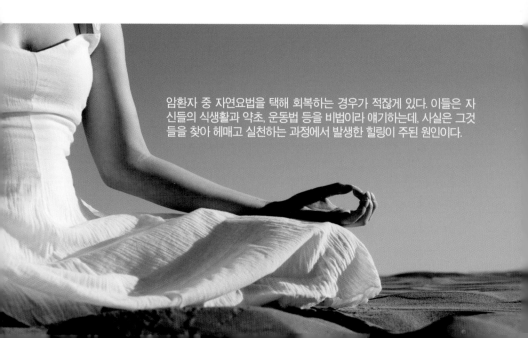

암환자 중 자연요법을 택해 회복하는 경우가 적잖게 있다. 이들은 자신들의 식생활과 약초, 운동법 등을 비법이라 얘기하는데, 사실은 그것들을 찾아 헤매고 실천하는 과정에서 발생한 힐링이 주된 원인이다.

가급적이면 현대의학에서 주는 약물을 멀리하고 잔병을 가까이 하라. 그러면 잃어버린 면역을 되찾을 수 있을 것이다.

그런데 그러기에는 너무 시간이 촉박한 경우엔 어떡할까? 암세포가 이미 머리를 치켜들고 있거나, 항암 치료에 의해 몸이 만신창이가 됐다면 말이다. 그렇다고 예방 주사를 맞듯 인위적으로 바이러스를 몸에 주입할 수도 없다. 면역을 키우려다가 괜한 고생만 할 가능성이 크다.

이런 때 매우 유용한 것이 있다. 바로 가짜 바이러스를 우리 몸에 넣어 면역의 작동을 이끌어 내는 것이다. 그 가짜 바이러스 노릇을 톡톡히 해 줄 수 있는 것이 바로 기氣이다.

쌩뚱맞은 얘기 같지만, 모종의 동작과 더불어 제대로 호흡을 하면 인체에 기氣가 쌓이게 된다. 이것이 바이러스가 침투한 것과 흡사하다. 그래서 면역의 저항을 불러오게 되는데, 참으로 놀라운 현상이 아닐 수 없다.

세간에 기氣 수련은 가지각색이지만 면역을 깨우지 않는 것은 효용 가치가 없다. 그래서 제대로 된 기氣 수련만을 달리 면역 운동이라 부른다.

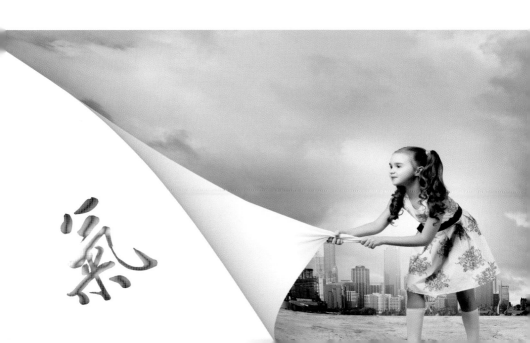

면역 운동의 가장 큰 특징은 운동량에 비해 과도한 열량이 생긴다는 점이다. 그래서 몇 가지 가벼운 동작만 반복했을 뿐인데도 몸에서 후끈하게 땀이 솟아난다. 그리고 며칠 동안 지속하다 보면 마치 감기에 걸린 것처럼 몸살이 나기도 한다. 이것이 소위 말하는 기氣몸살이다. 기를 바이러스로 착각해서 면역이 일으킨 몸살이다.

기몸살 외에도 면역에 의해 여러 가지 신체 변화가 생기는데, 이런 것들을 통틀어 명현瞑眩 현상이라 한다. 면역 기능이 회복되면서 발생하는 신비로운 활력이다.

이처럼 면역을 키우는 것은 힐링과 더불어 암에 대처하는 근본적인 해법이다. 힐링과 면역…, 모호하게 생각될지 모르지만 가장 자연적이고 원천적인 암 치유법이다.

요컨대 의학의 완성은 자연에 있다. 그리고 자연은 적과의 공존을 가르친다. 그 가르침이 힐링이과 면역이다. 이 둘을 교과서로 삼고 부족한 부분을 다른 전략으로 메우면 필히 암의 사슬에서 헤어나게 될 것이다.

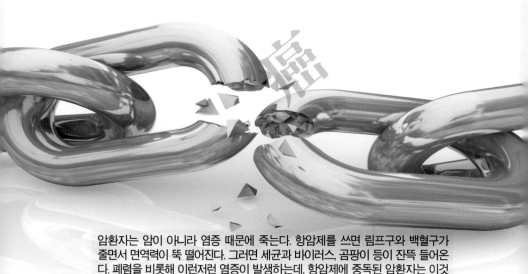

암환자는 암이 아니라 염증 때문에 죽는다. 항암제를 쓰면 림프구와 백혈구가 줄면서 면역력이 뚝 떨어진다. 그러면 세균과 바이러스, 곰팡이 등이 잔뜩 들어온다. 폐렴을 비롯해 이런저런 염증이 발생하는데, 항암제에 중독된 암환자는 이것을 이겨낼 힘이 없어 죽는다. - [아야마 도시히코/사가현립병원 외과부장]

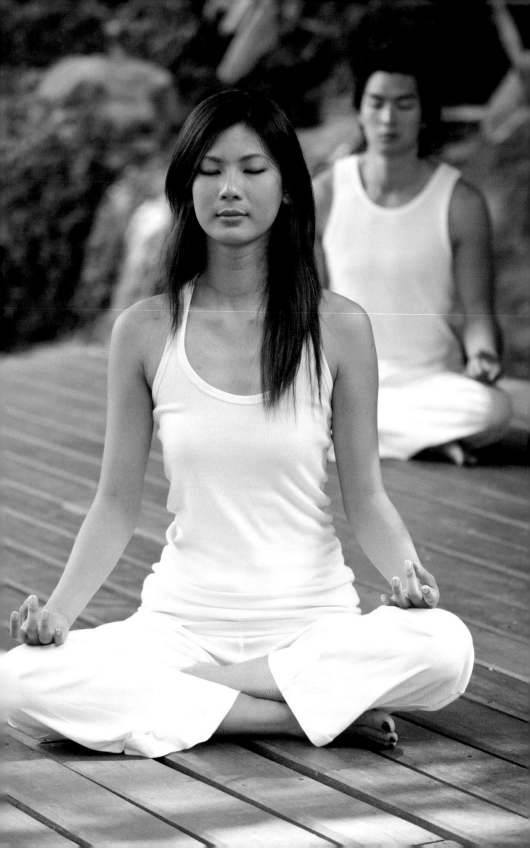

암 하면 가장 먼저 떠오르는 인물 가운데 하나가 스티브잡스이다. 그는 책상 위의 컴퓨터를 손 안으로 옮겨 정보 혁명의 불씨를 당긴 세기적인 인물이다. 이런 유명인의 운명은 암으로 인해 파국을 맞고 말았다.

2003년 10월, 췌장암에 걸렸을 때 스티브잡스는 무슨 이유에서인지 9개월 동안 수술을 보류했다. 암은 무조건 일찍 수술할수록 좋다는 상식을 깨고 그는 대체의학을 선택했다. 그의 사회적 위치를 고려하면 암에 관한 가장 폭넓고 정밀한 정보를 접했을 터여서 그의 이런 선택은 세간의 의혹을 자아냈다.

하지만 스티브잡스는 끈질긴 현대의학의 설득에 못이겨 9개월 뒤에 수술을 택했다. 그리고 7년 뒤인 2011년 10월, 전이된 간암으로 사망하고 말았다. 현대의학에서는 그가 5년 이상을 살 수 있었던 것은 수술과 항암 치료 덕분이라고 말한다.

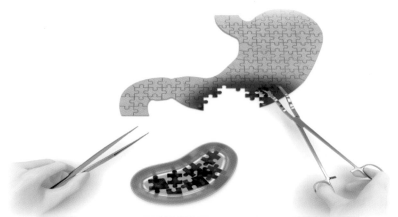

함암제는 증암제이다. 암을 치료하는 것처럼 보여도 결국엔 다른 암을 유발하여 목숨을 잃게 만든다. - [미국 국립암센터(NSI) 데비타 소장]

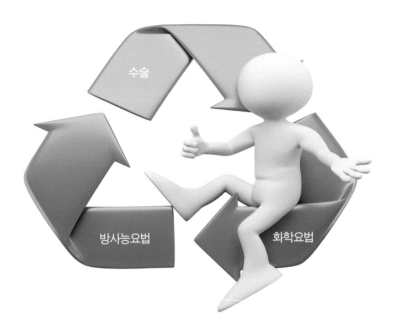

수술

방사능요법

화학요법

　필자가 아는 어느 중견 기업 회장은 10년 전에 암이 재발해 위독한 상황에 놓였다. 의사들은 끝까지 희망을 놓지 말고 항암요법을 받자고 제안했지만 그는 거부하고 제주도로 내려갔다. 자연을 벗 삼아 유유자적 하던 그는 아직도 멀쩡히 살아 더욱 건강한 나날을 보내고 있다. 이런 것을 보면 어떤 선택을 하느냐에 따라 실로 명운이 갈린다고 할 수 있다.

　현대의학을 비웃기라도 하듯 나날이 기승을 부리는 암, 그 해법은 우리의 면역에서 찾아야 한다는 목소리가 높아지고 있다. 현대의학의 3대 암 치료법은 모두 면역을 약화하는 쪽으로 이루어진다는 공통점이 있다. 쉽게 말해 암세포를 서너 대 때리면 면역도 한두 대 때리는 격이다. 암의 피해가 훨씬 큰 것이 맞지만 장기전에 있어서는 꼭 그렇지만도 않다.
　대개 잡초는 질기고 곡식은 연약한 법. 암세포의 질긴 생명력을 감안하면 약해진 면역은 매우 심각한 위험을 초래할 수 있다. 이런 이유로 어떡하든 면역을 지키면서 암세포를 공격할 수 있는 쪽으로 방향을 잡아야 한다.

우리의 면역엔 크게 외부 적의 침입을 퇴치하는 최액성 면역(humoral immunity)과 내부 세포의 반란을 진압하는 세포성 면역(cell-mediated immunity)이 있다. 암은 바로 후자의 세포성 면역을 키워야 해결할 수 있다.

세포성 면역의 주역으로 NK세포와 종양괴사인자(TNF)를 꼽는다. NK세포는 자연살해세포(Natural Killer Cell)라 불리며, 암세포 등 비정상적으로 변이된 세포를 자살하게 하는 세포다. 그리고 종양괴사인자(Tumor Necrosis Factor)는 대식세포大食細胞가 만드는 생리 활성 물질인 사이토카인(Cytokine)을 이용해 암을 억제하는 작용을 한다. 따라서 세포성 면역을 최대치로 끌어올리면 암의 공포에서 상당 부분 벗어날 수 있다. 시한부 선고를 받은 사람들이 기적적으로 회복할 수 있었던 것도 바로 세포성 면역의 조화造化때문이다.

어떻게 하면 세포성 면역을 충만하게 유지하고 키워낼 수 있을까?

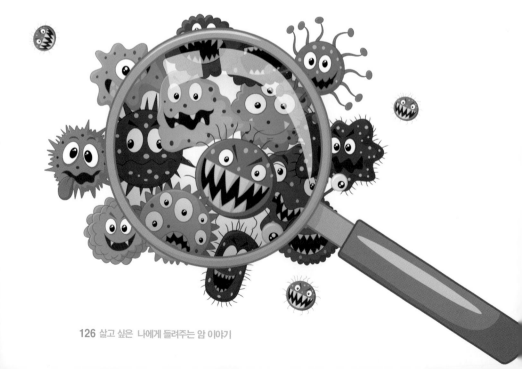

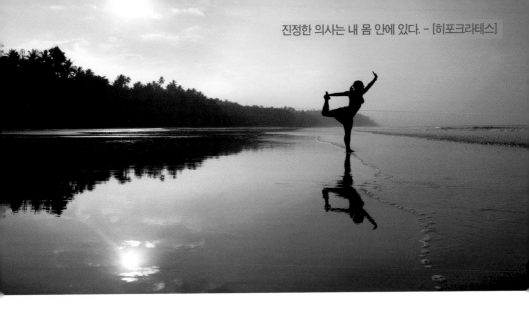

놀랍게도 세포성 면역은 심리적인 측면과 밀접한 연관이 있다. 세계적인 면역학자인 아보 도오루(あぼとおる)가 그의 저서 [면역 혁명]에서 「모든 질병의 원인은 스트레스다」라고 주장한 것에 주목할 필요가 있다. 세포성 면역은 자율신경계의 상태에 민감하게 반응하며, 그렇기에 힐링(healing)은 그것을 이루는 획기적인 방책이 된다.

우리는 시한부 선고를 받고도 살아난 암환자들을 보면서 기적이라 말하는데, 사실 이런 생각부터 버려야 한다. 그것은 세포성 면역이 활발해져 암세포를 몰아낸 경우로서, 선택 받은 어떤 특정인만 가능한 것이 아니다. 설사 내일 모레 죽는다 해도 그것을 되돌릴 수 있는 것이 세포성 면역의 강력한 치유력이다. 따라서 사망 선고가 내려지기 전까지는 절대 희망의 끈을 놓아선 안 된다.

그렇다면 원론으로 돌아와서 힐링을 이렇게 해야 만족할 만한 효과를 얻을까? 하늘이 무너진 상황에서의 힐링이기에 매우 어려워 보일 수 있다. 하지만 원래 힐링은 그런 암담한 상황에서 해야 제 빛을 발한다.

지금까지의 삶을 되돌아보자. 건강하게 잘 살아온 세월을 되짚어 봤을 때 얼마나 높은 차원의 힐링을 하며 살아왔던가!

　삶에 대한 집착이 강하고 죽음의 그림자가 보이지 않을 때는 힐링보다 대립과 갈등, 다툼의 심리가 강하다. 어려서부터 숱한 경쟁을 통해 성장하고 사회에 나와 실전을 거하게 한판 치르게 되기에 그렇다.

　가끔씩 짬을 내어 취미 생활을 하며 힐링을 한다고 해도, 그것의 깊이가 진하고 그윽하게 우러나오긴 어렵다. 왜냐, 힐링이란 그 구조상 아집我執의 독소가 빠진 상태에서 외부와의 자연스런 공명을 통해 나오기 때문이다. 그래서 건강하고 활력이 넘치는 상태에서 힐링을 이루는 것은 쉽지 않다. 지금처럼 하늘이 무너졌다고 생각되는 때가 바로 힐링의 적기이다.

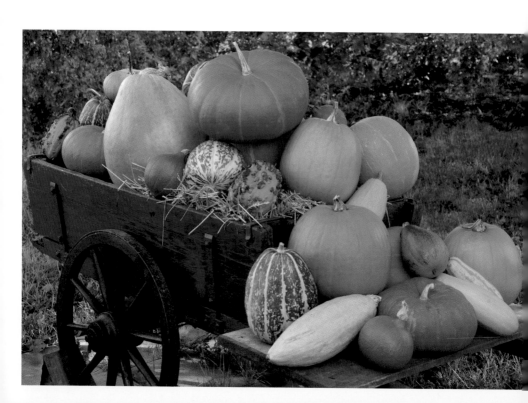

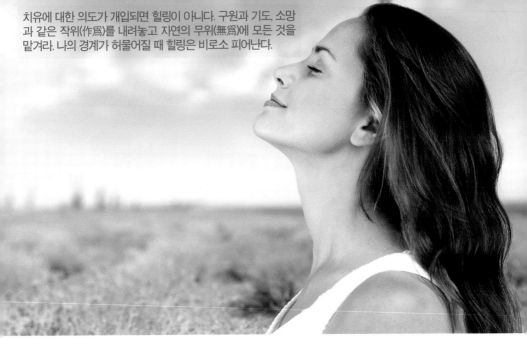

치유에 대한 의도가 개입되면 힐링이 아니다. 구원과 기도, 소망과 같은 작위(作爲)를 내려놓고 자연의 무위(無爲)에 모든 것을 맡겨라. 나의 경계가 허물어질 때 힐링은 비로소 피어난다.

힐링…, 그것은 외계를 감상하는 다섯 창구에서 왕성하게 일어난다. 시각·청각·후각·미각·촉각의 다섯 구멍을 통해 우리는 외부와 소통한다.

그런데 이 다섯 창구를 대부분 탐색을 위한 경쟁의 도구로 써 왔다. 가끔 그런 경쟁 요소를 빼고 힐링에 활용하긴 하지만 웬만한 취미 생활로는 80점을 넘기기 어렵다. 힐링은 적어도 90점 정도가 돼야 효과가 나온다. 90점이란 '나' 보다 '남(외부)'의 비중이 높아지기 시작한 상태, 다시 말해 '나'의 고착된 정보가 희석돼 외부와 자연스럽게 공명이 이루어지는 심적 경지이다.

힐링에 있어서는 다섯 창구의 총합이 무의미하다. 어느 누가 오감 각각에 80점씩 받아 총점 400점을 받았어도, 한 감각에 90점을 받고 나머지 모두 낙제점을 받은 것보다 못하다. 따라서 어느 감각이든지 자신에 맞는 분야를 최상으로 끌어올리는 것이 필요하다. 힐링에 있어서는 팔방미인보다 외골수 전문가가 낫다.

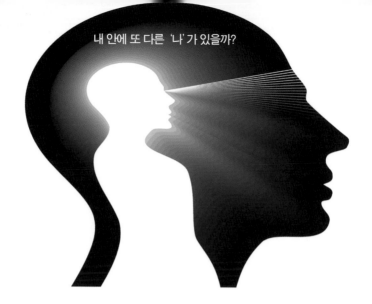

내 안에 또 다른 '나'가 있을까?

시각

지금 눈앞에 있는 풍광을 보라. 창문 밖으로 스치는 스산한 도시든 처마 밑으로 첩첩이 이어진 한적한 시골의 정취든 상관없다. 늘상 보는 풍광들을, 그냥 아무 생각 없이 바라보라. 현재의 암담한 현실, 절망적인 정보들을 뒤로하고 그냥 우두커니 보라. 아무것도 없는 텅 빈 무無에서 어찌 이런 오묘한 풍광을 빚어냈던가!

눈에 보이는 것에 자의적 해석을 붙이지 말고 있는 그대로 감상하자. 이때 '나'의 의식이 뒤로 쭉 빠지면 엄청난 창조의 감동이 일어난다. 일반인들은 이것을 실천하기 어렵지만, 암환자처럼 절망적 상황에 놓여 있다면 그렇게 어렵지 않게 이룰 수 있다.

생사生死에 얽힌 번뇌를 잠시 접고 눈앞에 펼쳐진 오묘함과 더불어 휴식을 취해 보자. 가슴 저변에서 탄성이 나올 때 마다 면역은 한두 단계씩 뛰어오를 것이다. 하루 이틀 계속하면 할수록 당신의 면역은 충만해지고 반면에 암세포는 힘을 잃게 된다. 그 원인은 암 자신이 기치로 내건 세포 독립의 정당성이 깨진 것이 첫째이고, 또한 진압봉의 위력이 강해졌다는 것이 둘째이다. 순식간에 생명을 끝장낼 것 같은 암은 명분과 힘의 논리에서 밀려 쇠락의 길로 접어들게 된다.

청각

무언가가 부딪치면서 울려 나오는 소리, 성난 마음을 담은 경고 같기도 하고, 연민을 전하는 애절함 같기도 하고, 봄바람을 타고 노니는 흥겨움 같기도 하고, 자신의 재주를 뽐내는 우쭐거림 같기도 하고, 맥이 빠져 쉭쉭대는 풍선쪼가리 같기도 하다. 자신의 존재를, 빛이 아닌 다른 방법으로 알리고자 소리의 오묘함을 만들어 낸 것일까?

바람을 타고 불규칙적으로 울려대는 풍경風聲 소리만 한 그윽함이 있을까. 능선을 타고 굴러오는 온갖 산새들의 지저귐만큼 싱그런 화음이 있을까.

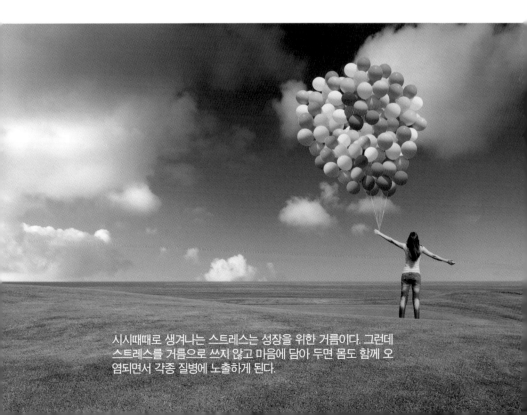

시시때때로 생겨나는 스트레스는 성장을 위한 거름이다. 그런데 스트레스를 거름으로 쓰지 않고 마음에 담아 두면 몸도 함께 오염되면서 각종 질병에 노출하게 된다.

자연이 빚어내는 온갖 소리에 귀를 열어 마음으로 들어 보자. 추억의 팝송을 들으며 산보를 해도 좋고, 그냥 담백한 바람 소리에 집중해 벤치에 기대어 있어도 좋다. 이때 간간이 들려오는 아이들 떠드는 소리나 논두렁에서 울어대는 개구리 소리도 나쁘지 않다.

세상에 시각만 있고 청각이 없다면 얼마나 밋밋하고 심심할까. 자연이 시시때때로 울려대는 소리, 이를 통해 모든 시름을 잊어 보자. 그 오묘함에 탄성이 일고 그 아름다움에 환희가 솟는다면, 힐링이다.

후각

최근 들어 아로마·천연 방향제·허브… 같은 것들이 유행하며 향기에 대한 관심이 날로 높아지고 있다. 영국 회사 러쉬(Lush)를 비롯해 비슷한 업종이 늘어만 가는 것도 이런 시류에 편승한 것이리라.

향기, 이 부분은 힐링에서 매우 중요한 영역을 차지한다. 왜냐, 시각·청각·미각·촉각에 비해 가장 높은 점수의 힐링을 이룰 수 있기 때문이다.

시각·청각·미각·촉각에서 만족할 만한 점수를 얻지 못했어도 후각만큼은 조금만 신경 쓰면 90점대로 진입할 수 있다. 후각은 다른 감각에 비해 힐링이 될 수 있는 확률이 높고, 경우에 따라 95점 이상의 고득점도 나올 수 있는 매우 중요한 감각이다.

필자가 제일 싫어하는 냄새가 하나 있다. 평생 동안 독약처럼 꺼려한 것이 커피였다. 프림을 탄 믹스 커피 한 모금이면 단 1분도 안 되어 오장육부가 뒤집힌다. 흡사 차멀미 같은 메슥거림은 반나절 이상을 간다. 이러니 커피 냄새가 역겨울 수밖에 없었다.

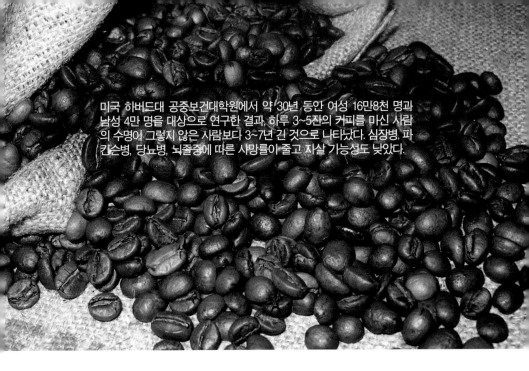

미국 하버드대 공중보건대학원에서 약 30년 동안 여성 16만8천 명과 남성 4만 명을 대상으로 연구한 결과, 하루 3~5잔의 커피를 마신 사람의 수명이 그렇지 않은 사람보다 3~7년 긴 것으로 나타났다. 심장병, 파킨슨병, 당뇨병, 뇌졸중에 따른 사망률이 줄고 자살 가능성도 낮았다.

그런데 몇 해 전 강릉의 한 커피숍을 가게 되었다. 아내가 커피 광이어서 어쩔 수 없는 선택이었다. 주차장에 들어서는 순간, 그곳에 가득 차 있는 원두 볶는 냄새가 왜 이렇게 좋은지 감탄이 절로 나왔다. 방앗간의 참깨 볶는 냄새는 고소하기만 한데, 이것은 그런 고소함에 말로 표현할 수 없는 온갖 향기를 섞은 것만 같았다.

향기에 취해 한참을 서성이다가 커피숍으로 들어갔다. 나는 늘 그렇듯 허브티를 시켰다. 옆에서 홀짝홀짝 마시는 아내의 시커먼 아메리카노. 태운 보리차 같은 녀석을 들고 함박웃음을 짓는 그녀를 보자 평소에 없던 모험심이 생겨났다. 향기만 살짝 맡는다며 손에 든 커피 잔은 나도 모르게 입 속으로 걸쭉한 커피 물을 떨구게 하였다. 오묘하고 야릇한 내음…, 그리고 미각을 촉촉이 적시는 쌉쌀한 그 무엇이 막혀 있던 후각을 일시에 터뜨렸다. 순간 탄성과 환희가 쏟아져 나오고 희열에 그대로 잠겨 버렸다.

잠시 뒤 정신을 차리고는 즉시 아메리카노 한 잔을 시켰다. 그리고 그것을 조금씩 음미하며 2시간을 그 상태로 보냈다. 지루해서 견디다 못한 아내가 손을 끌고 나올 때까지.

서울로 돌아오자마자 나의 커피 공부는 시작됐고, 두 달 뒤엔 직접 생두를 사서 볶고 커피를 내려 마시게 됐다. 더치커피도 한 달 분량씩 미리 만들어서 김치냉장고에 숙성해 놓는 부지런함도 갖췄다.

믹스 커피나 그저 그런 원두를 기계적으로 짜내는 아메리카노만 알던 나에게, 진정한 바리스타들이 정성을 다해 우려낸 커피 한 잔은 실로 신세계였다. 평생을 독약이라 여기며 거부했던 커피가 지금은 삶의 기쁨을 전해주는 절친한 벗이 되어 있다.

그럼 커피가 후각의 힐링에 좋을까?

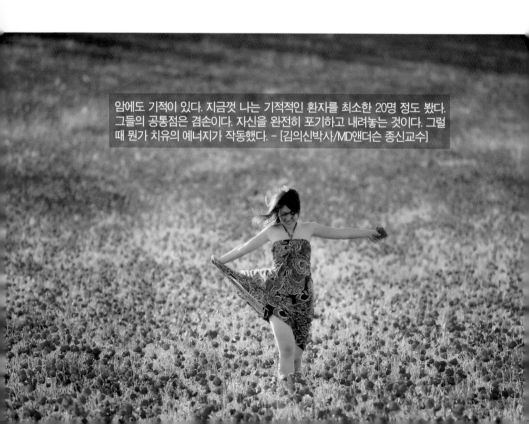

암에도 기적이 있다. 지금껏 나는 기적적인 환자를 최소한 20명 정도 봤다. 그들의 공통점은 겸손이다. 자신을 완전히 포기하고 내려놓는 것이다. 그럴 때 뭔가 치유의 에너지가 작동했다. - [김의신박사/MD앤더슨 종신교수]

힐링은 철저히 주관적이다. 사람마다 모두 다르기에 각자에게 최상인 것을 찾아야 한다. 어떤 이는 솔잎을 발효한 농축엑기스가 최고라고 하고, 어떤 이는 삼나무로 증류해 만든 술을 으뜸으로 친다. 또 어떤 이는 허브나 천연 아로마, 혹은 한약재에서 찾기도 한다. 그것이 어떤 것이든 주변에서 잘 찾아보면 힐링을 급상승시킬 수 있다. 후각이 있기에 힐링은 결코 어려운 영역이 아니다.

미각

혀끝에서 사르르 녹아 오묘함을 전해주는 미각, 그래서 맛집을 찾아다니며 삶의 즐거움을 얻는 경우가 허다하다. 이것 역시 무시 못할 힐링이다. 하지만 미식 동호회원들의 경우 대개 80점대의 기쁨에서 멈추고 만다. 거기서 90점대로 올리는 것은 결코 쉬운 일이 아니다. 엄청난 미식가가 아닌 한…

따라서 80점대로 맛의 즐거움을 느끼면서 다른 감각에 집중할 필요가 있다. 물론 경우에 따라 미각에서 힐링을 하는 장금이 같은 사람도 있을 것이다. 집밥 백선생의 게걸스럽게 먹는 표정을 보면 그 역시 90점대로 보이긴 한다.

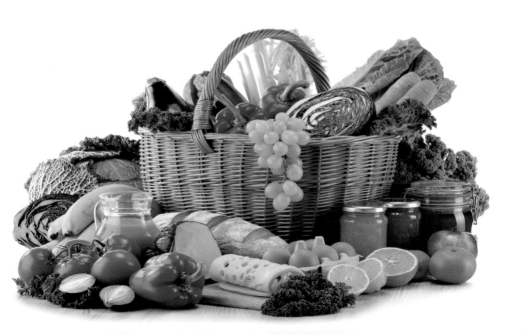

촉각

 비단을 살결에 문지른다고 거기서 얼마나 큰 감동이 나올까. 이런 얘기를 했더니 혹자는 남녀의 운우지락雲雨之樂을 거론하며 여기서 촉각의 힐링을 얻어낼 수 있지 않느냐는 질문을 하기도 한다.

 물론 가능하다. 탄트라(tantra)나 방중술房中術 같은 것이 바로 촉각을 최대치로 얻어 힐링을 얻으려는 것이니 말이다. 어차피 수행이란 것은 힐링을 발판으로 삼아야 한다. 그런데 다른 것들에 비해 이런 종류의 성애性愛는 삶의 집착도 많아지게 한다. 효과만큼 부작용도 생기기에 주의해서 접근해야 할 것이다.

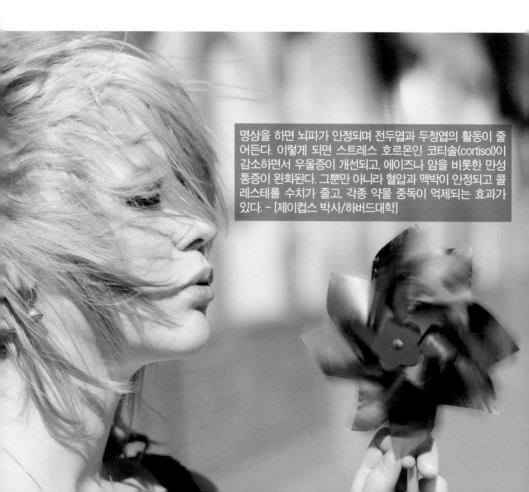

명상을 하면 뇌파가 안정되며 전두엽과 두정엽의 활동이 줄어든다. 이렇게 되면 스트레스 호르몬인 코티솔(cortisol)이 감소하면서 우울증이 개선되고, 에이즈나 암을 비롯한 만성 통증이 완화된다. 그뿐만 아니라 혈압과 맥박이 안정되고 콜레스테롤 수치가 줄고, 각종 약물 중독이 억제되는 효과가 있다. - [제이컵스 박사/하버드대학]

대략 다섯 가지 힐링 창구에 대해 따져 보았다. 사람마다 코드(code)가 다르기에 자신에게 맞는 힐링 감각을 찾으면 된다. 다만 대부분의 사람들에게 골고루 적용될 수 있는 후각을 잊지 말라.

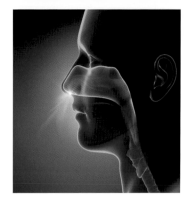

후각은 그 구조가 다른 감각에 비해 의식이 깊이 빨려 들어가기 쉽게 되어 있다. 시각과 청각은 범위가 대체로 크고, 미각과 촉각은 범위가 비교적 작다. 하지만 후각은 적당한 범위에다, 그 통로가 마치 관처럼 생겨 향기의 흡수와 더불어 깊은 의식으로 몰입하기 쉽다. 사실 그 이면엔 호흡과 더불어 기氣라는 고차원 에너지를 끌어오는 이유도 있다.

따라서 내면의 탄성을 불러올 만 한 향기를 찾게 되면 힐링 공부는 시작되고, 면역은 하나둘씩 잠에서 깨어난다. 세포성 면역이 하루가 다르게 증강하고 암세포는 그만큼 위축될 것이다.

우리의 몸은 수억 년을 진화해 오늘에 이르렀다. 적에게 쉽게 무너지게끔 그렇게 허술하게 되어 있지 않다. 다만 우리 스스로를 너무 약하게 보고 절망하는 것이 문제이다.

생명의 힘은 너무 오묘하여 우리가 기적이라 부르는 것들을 언제든 일으킬 준비가 되어 있다. 이제 무너진 하늘만 바라보며 절망하지 말고 힐링을 탐닉하라. 나를 잊고 대상과 공명하라. 그러면 길이 열릴 것이다.

그리고 그렇게 열린 길이 당신의 마음을 동요하게 내버려 두지 말라. 당신은 암이 있든 없든, 그런 것에 초연한 상태로 삶을 즐길 뿐이다. 암을 다스려 나가는 당신이 곧 수행자이며, 인생의 참 의미를 아는 도인이다.

10 어떻게 죽어야 하나?

　암은 외부 적의 공격에서 비롯되는 일반적인 병과는 사뭇 다르다. 다세포
체제에 불만을 품은 내부의 세포가 반기를 들면서 벌어지는 내전이기 때문
이다. 그렇기에 무조건 공격하면 그 승패에 관계없이 커다란 내상을 입게 된
다. 그것이 또 다른 내분의 요인이 되어 결국 위태로운 지경으로 내몰리게 된
다. 이런 이유로 암을 다룰 때는 신중 또 신중해야 한다.

　암, 우리는 이것을 통해 생명의 본질을 이해하고 어떻게 살아가야 하는지에
대한 답을 찾을 수 있다.

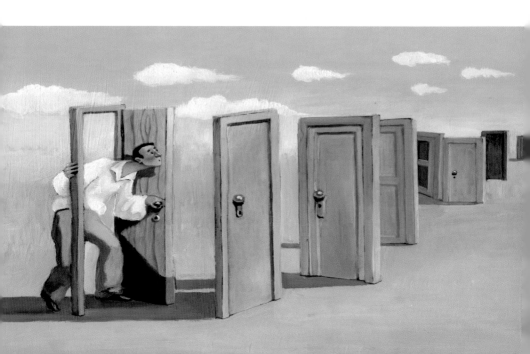

현대과학의 동력이 된 환원주의(Reductionism)
는 작은 입자를 분석해 전체의 구조와 속성을
이해하려는 사고思考 방식이다.

이것은 현대의학에도 고스란히 전해졌고, 질병
에 관계된 근원적 요소들을 아군과 적군으로 나
눠 편을 가르게 됐다. 그리고 아군은 한 데 묶어 치료
제로 만들고, 적군은 수단과 방법을 가리지 않고 일망타진
하는 쪽으로 방향을 잡았다.

하지만 이것이 오판이란 사실이 백여 년이 지나면서 하나둘씩 밝혀지고 있
다. 21세기 들어 더욱 팽배해지는 자연 회귀주의는 바로 이런 시류에 편승한
것이다.

과연 질병을 일으키는 적들이 박멸되면 인류는 온전해질까? 우리는 건강을
잃지 않고 오래도록 잘 살 수 있을까?

자연은 적과의 공존으로 이루어진다. 어떤 경우든 생명을 위협하는 적이 없
어지면 얼마 지나지 않아 공멸하게 된다. 살려는 힘과 죽이려는 힘은 한 덩어
리로서, 그 가운데 어느 하나가 부서지면 다함께 소멸되는 이치이다. 자연은
결코 어느 한쪽만 살아남는 것을 용인하지 않는다.

현대의학은 세균·바이러스를 때려잡으면서 출범했다. 하지만 아직까지도
감기 바이러스 하나 해결하지 못하고 있다. 세균에도 노이로제에 걸릴 정도
로 주의보를 연신 울려댄다. 그러나 그들은 퇴치하면 할수록 언제 그랬냐는
듯 다시 살아나 힘의 균형을 맞춰 왔다. 세균·바이러스와의 전쟁에서 우리
인류가 얻은 것은 흐리멍덩해진 면역뿐이다.

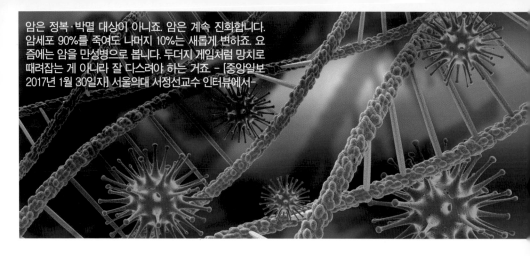

암은 정복·박멸 대상이 아니죠. 암은 계속 진화합니다.
암세포 90%를 죽여도 나머지 10%는 새롭게 변하죠. 요
즘에는 암을 만성병으로 봅니다. 두더지 게임처럼 망치로
때려잡는 게 아니라 잘 다스려야 하는 거죠 - [중앙일보
2017년 1월 30일자 서울의대 서정선교수 인터뷰에서-

약육강식의 살벌한 생태계에서 인류라는 종족을 번성하게 만든 것은 바로
위대한 면역의 힘이다. 전염병의 공격에 떼죽음을 당할 때도 면역은 어떻하든
항체를 만들어 그것에 대비했다. 그래서 존속했고 오늘날의 발전된 문명을
일궈 냈다.

그러던 것이 근 백 년도 안 되어 우리의 면역에 적색등이 켜졌다. 온갖 약물
에 의해 뒷전으로 밀려나면서 그 힘이 약화된 것이다. 이것이 얼마나 위험한
일인지 실감하는 사람들은 많지 않다. 현대의학이 외부의 적들로부터 지켜
줄 것으로 믿어 의심치 않는 연유이다.

하지만 문제는 내부에서 시작됐다. 바로 암이다. 암은 선사시대부터 있어 왔
지만 오늘날처럼 우후죽순으로 발생하지는 않았다. 면역이 웬만한 것들은
출발 단계부터 그 싹을 도려냈기 때문이다.

허나 지금은 그런 면역의 감시망이 소홀해졌고 암은 제 세상을 만난 듯 기
승을 부리게 됐다. 이에 질세라 현대의학은 보란 듯이 융단폭격을 가한다. 메
스로 절개하고 온갖 독극물을 들이붓는다. 어떻하든 암을 없애기 위해 항암
칵테일도 만들고 방사선 피폭도 마다하지 않는다. 우리는 이런 현대의학에
길들여지면서 적과의 공존은 꿈에도 생각하지 못하게 되었다.

노자老子는 완벽함을 직直이 아닌 곡曲에서 찾았다. 직直이란 흑·백의 이분법적 논리로 옳고 그름을 나누는 과학의 잣대이다. 이에 반해 곡曲은 흑·백을 한 덩어리로 인식함으로써 공존을 꾀하는 자연의 이법이다.

그름을 없애고 옳음만을 취하는 것이 합리적으로 보일 것이다. 하지만 그것이 절름발이라는 사실을 분명히 기억해야 한다. 가장 온전한 상태는 공존이다. 그것도 적과의 공존이다. 태극으로 맞물려 힘을 주고받는 상태가 가장 건강하고 아름다운 모습이다.

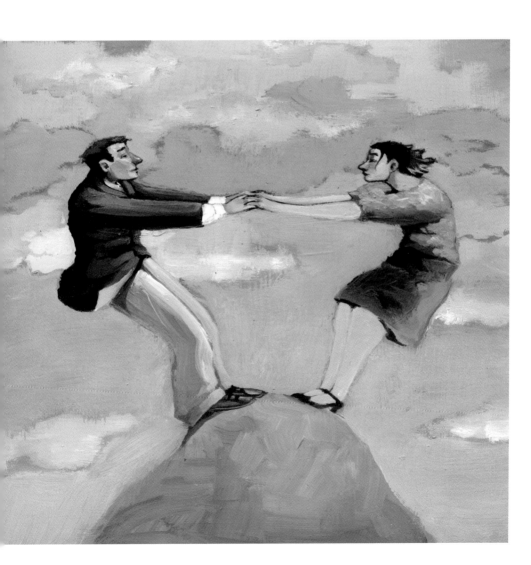

이제 건강에 대한 인식을 바꿔야 한다. 세균·바이러스를 죽여 없애야 할 대상으로 보는 한 우리의 건강은 보장할 수 없다. 세균·바이러스는 우리의 면역을 늘 긴장 상태로 있게 하고, 가끔은 실전 훈련까지 시켜주는 고마운 존재이다.

마찬가지로 암 역시 그렇다. 백성이 반란을 일으키면 어찌 되었든 이유가 있는 법이다. 다세포 생물의 삶이 얼마나 갑갑하고 무미건조했으면 다시 단세포로 돌아가겠다고 그 난리를 치겠는가. 따라서 암을 때려잡으려 하기 전에 먼저 포용할 생각이 필요하다. 세포 백성들의 목소리에 귀 기울이고 그들이 원하는 삶의 질을 부쩍 높여야 한다. 바로 면역 증진과 힐링의 실천이다.

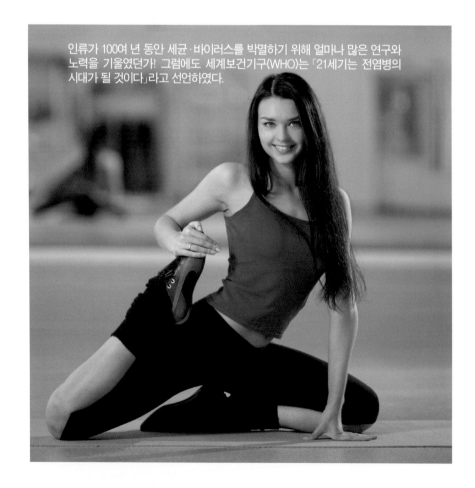

인류가 100여 년 동안 세균·바이러스를 박멸하기 위해 얼마나 많은 연구와 노력을 기울였던가! 그럼에도 세계보건기구(WHO)는 「21세기는 전염병의 시대가 될 것이다」라고 선언하였다.

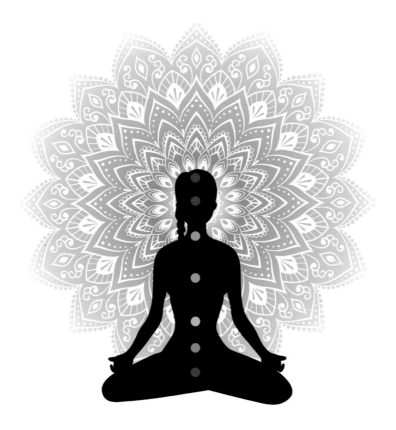

　힐링을 하면서 면역을 증진한다고 암 질환이 백 프로 해결되는 건 아니다. 하지만 십중팔구는 해결의 방향으로 선회할 수 있다. 그 과정이 만만치 않겠지만 부수적으로 자신에게 적합한 현대의학과 자연요법의 장점을 잘 버무리면 승산은 충분하다.

　말기암으로 시한부 선고를 받고도 멀쩡히 살아난 케이스가 주변에 적잖게 있다. 그렇기에 암이 온몸에 퍼져 손 쓸 수 없게 됐다고 해서 절망할 필요는 없다. 힐링과 면역은 내일 죽을 사람도 살려내는 우리 인류의 위대한 힘이다. 그것을 믿고 용기를 가지라. 암으로 인해 잠재돼 있던 내 안의 위대한 힘을, 정신적으로는 힐링으로 꺼내고 육체적으로는 면역으로 되살린다고 생각하라. '나'를 보다 가치 있고 영광스럽게 하기 위해 암이란 존재를 활용해라.

힐링과 면역은 구생의 동아줄이다. 그런데 엄밀히 따져서 힐링이란 것이 말처럼 쉬운 것이 아니다. 주변과 공명하는 마음을 넓혀 나감으로써 오는 감동이나 희열, 행복… 같은 감정은 그렇게 마음먹는다고 해서 불쑥 생겨나지 않는다. 더군다나 암과 같은 무서운 질병에 걸린 상태에서는 더더욱 그렇다.

면역도 마찬가지이다. 암에 의해 위축된 마음은 면역을 약화시키고, 행여 절개를 하고 항암제를 맞았다면 더욱 움츠러들 것이다. 이런 상태에서 면역을 다시 증강한다는 것은 결코 쉽지 않다. 따라서 힐링이나 면역을 주장하기에 앞서 현실적으로 실천 가능한 대책이 필요하다.

그것이 바로 또 하나의 주제인 죽음이다. 죽음을 가까이 하면 힐링도 되고 면역을 되찾을 힘도 생긴다. 암보다 더 꺼림칙한 말이 죽음인데, 어찌 이것으로써 힐링과 면역을 동시에 해결한다는 건지 의아하지 않을 수 없다.

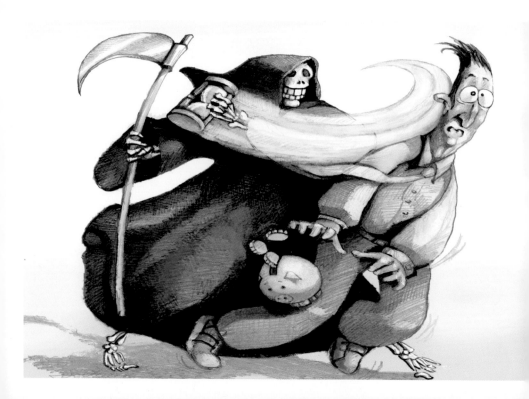

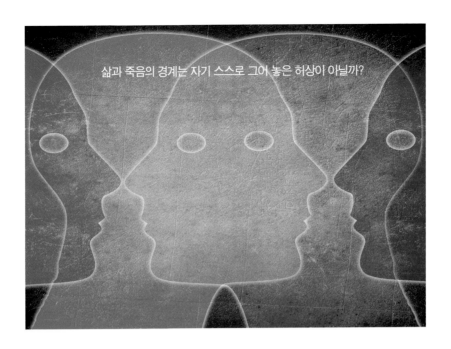

삶과 죽음의 경계는 자기 스스로 그어 놓은 허상이 아닐까?

편안하게 살아도 위태로울 것을 잊지 않고, 살아 있어도 죽는다는 사실을 잊지 않는다. [주역]

죽음은 사실 생존해 있는 모든 생명체의 문제를 일시에 해결해 주는 구원의 열쇠이다. 이렇게 말하면 행여 자살이란 단어를 떠올릴 수도 있겠다. 하지만 자살해서 얻는 죽음은 아무짝에도 쓸모가 없다. 죽음이 쓸모 있으려면 어떡하든 살아 있어야 한다.

그렇다면 어찌해야 죽음을 통해 힐링도 이루고 면역도 되살릴 수 있을까?

힐링의 구조는 간단하다. '나'에서 '우리'로 옮겨 가면 저절로 힐링이 된다. 아집我執을 없애라는 말인데, 오랜 세월을 수행에 매진한 고승이 아니고서야 쉬운 일이 아니다. 하지만 죽음을 제대로 인식하면 '나'의 무게는 대폭 줄어들고 그만큼 '우리'의 공명은 넓어진다.

곧 죽는다는 생각, 이것이 확실히 뇌라에 각인되면 '나'에 대한 집착이 줄어든다. 물론 서두에 말한 것처럼 우리의 뇌는 '죽음'에 대해서만큼은 인식을 거부한다. 머리로는 알지만 가슴으로는 느껴지지 않도록 강하게 프로그램되어 있기 때문이다. 그래서 죽음을 끄집어내어 가슴에 담는 것이 결코 쉬운일이 아니다. 미국의 사회학자 모리슈워츠(Morrie Schwartz)의 다음과 같은 말은 시사하는 바가 크다.

죽게 되리라는 사실은 누구나 알지만 자기가 죽는다고는 아무도 믿지 않는다. 만일 자신이 죽는다는 것을 인식한다면 그 사람은 다른 사람이 될 것이다.

꾸준히 노력하다 보면 죽음이 현실적으로 다가오게 된다. 이때 죽음에 대한 두려움과 허무함에 휩싸이는데, 어느 정도 시간이 지나 자연스럽게 받아들여지면 놀라운 변화가 일어난다. 삶과 죽음의 경계가 묘연해지는 심리 상태, 여기선 '나'에 대한 집착이 상당히 줄어든다. 어느덧 '우리'라는 전체 의식이 솟아나 주변과 공명하며 감동과 환희의 감정을 일으킨다. 힐링이 자연스럽게 이루어지는 것이다.

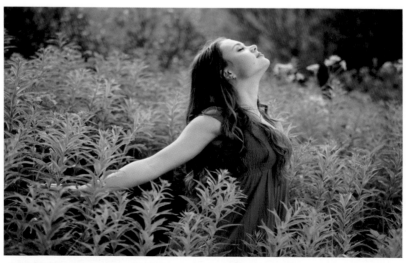

　스쳐 지나는 한줄기 바람에도 잊혀진 추억이 먼지처럼 일어나고, 맥없이 떨어지는 낙엽 하나에도 그리운 순간을 되짚어 가슴에 꽃망울을 틔운다. 오감은 자연이 빚어 놓은 작품을 감상하려 모든 창구를 활짝 열어젖히고, 그와 동시에 온몸의 세포들은 억누를 수 없는 환희의 탄성을 내지른다.

　시시때때로 몰려오는 격한 감동, 이건 '나'의 상태에서는 결코 맛볼 수 없는 그 무엇이다. '나'를 털어 빈 자리에 저절로 솟아나는, 그야말로 텅 빈 바탕의 울림이다. 이것이 힐링이고 여기서 또 다른 나의 존재에 대한 자각이 일어나면 그것이 소위 말하는 깨달음이다.

　이처럼 죽음을 인식해 삶과 수평이 되게 하면 생사生死의 파도는 멎고 존재의 의미는 최대치로 상승한다.

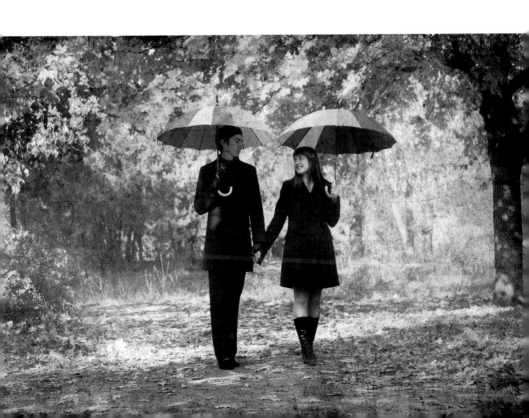

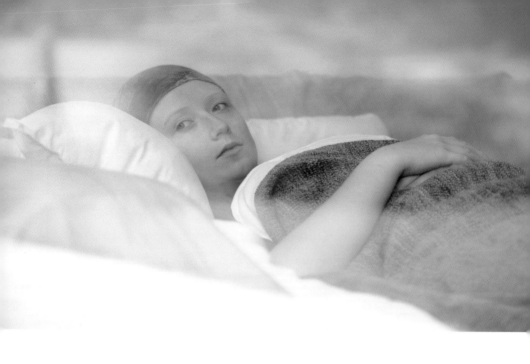

죽음 안에 승리가 있다. 육신을 버리는 것이 진정한 기쁨이다. 아집이 죽을 때 영혼은 깨어난다. – [마하트마 간디]

요즘 들어 백세 시대라는 말이 심심찮게 나온다. 그와 더불어 사회적 문제로 부각된 것이 고령화이다. 원래 생물은 자신의 기능을 못하면 죽도록 설정되어 있다. 우리 몸의 세포들도 수시로 자살하며 그것을 실천하고 있지 않은가.

안소니 퀸(Anthony Quinn)이 주연을 맡은 [더 새비지 이노센트]라는 영화에 인상 깊은 장면이 나온다. 에스키모 족 노인이 어느 날 눈이 침침해서 바느질이 어렵고 이가 안 좋아 고기를 씹기 어려워지자 즉시 아들에게 이 사실을 알린다. 그러자 아들은 어머니를 등에 업고 설한의 들판에 내다 버리는데, 이때 어머니와 아들의 표정이 당연한 일이라는 듯 담담하다. 구성원으로서의 역할이 끝나면 삶도 끝난다는 생물계의 슬픈 이법이 고스란히 에스키모의 문화로 정착해 있었던 것이다.

그런데 문명이 발전해 식생활이 개선되고 의학이 발전하자 인류의 평균 수명도 올라갔다. 수명이 길어지면 무조건 좋은 줄로만 알았는데, 언제부터인지 고령화에 문제라는 딱지가 붙었다.

20년 전만 해도 고령화 문제는 없었다. 퇴직을 하고 몇 년 집에서 푹 쉬다 보면 죽게 되니 말이다. 하지만 이젠 평균 수명이 80에 육박하고 있다. 퇴직하고도 꽤 오랜 세월을 빈둥대다 죽어야 할 형편에 놓인 것이다.

물론 죽는 순간까지 어떤 일이든 하는 노인들도 있지만, 전체적으로는 무위도식하는 노인층이 급증하고 있다. 그렇다 보니 사회가 부양해야 할 짐은 커지고 그만큼 경제는 어려워진다. 게다가 치매를 비롯한 각종 노인성 질환으로 가정이 파괴되고, 이것이 사회 문제로 불거져 나오면서 인류의 총체적 위기로 대두된 것이다.

인류 역사상 고령화 문제는 단 한 차례도 없었다. 오직 21세기 들어와 처음 겪는 문제인데, 그 심각성이 상상외로 크다.

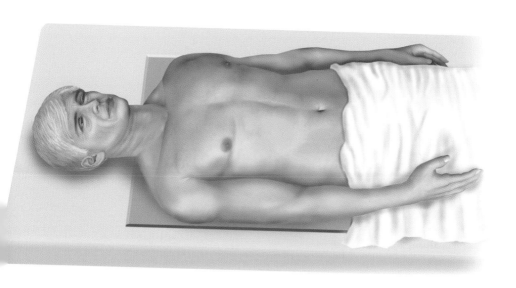

파고다 공원에서 바둑이나 두며 죽을 날을 기다리는 노인들, 마을 회관에 모여 고스톱 한판으로 노년의 설움을 달래는 노인들, 경제적 압박 때문에 무거운 몸을 이끌고 폐지를 줍는 노인들, 가진 재물이나 지위를 놓기가 아쉬워 죽는 순간까지 과도한 집착을 보이는 노인들, 병마와 싸우며 끈질기게 수명을 연장하는 노인들, 틈만 나면 술잔을 기울이며 왕년의 영웅담을 안주 삼아 떠드는 노인들… 참으로 다양한 황혼 길의 모습이 혼재되어 있을 것이다. 이런 모습은 그다음 세대로 이어져 사회 구성원 모두가 겪게 될 미래의 자화상이기도 하다.

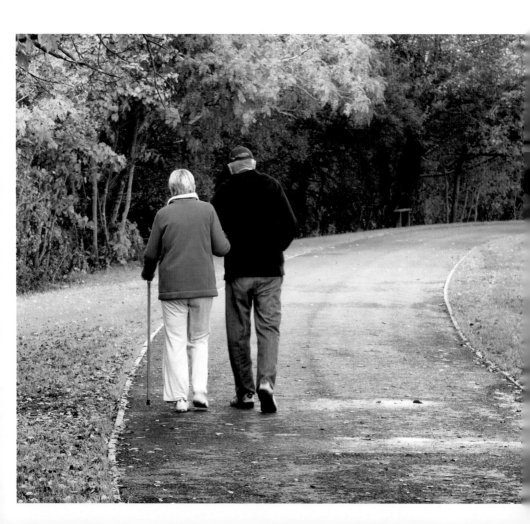

이 세상에 죽음만은 피할 길이 없다. 그런데 사람들은 겨우살이는 준비하면서도 죽음은 준비하지 않는다. [톨스토이]

　세상에는 피할 수 없는 것이 있다. 그것이 바로 죽음이다. 대문 밖이 저승이라고, 그만큼 죽음은 쏜살같이 다가온다.

　죽음이 가까워지면서 그것에 대한 뇌의 망각 장치 또한 약화된다. 자신이 곧 죽는다는 사실이 보다 실감 나게 된다. 이런 때에 죽음의 인식을 깨워 가까이 하면 앞서 말한 힐링은 물론이고 크고 작은 깨달음까지 넘볼 수 있다.

　일평생 가족과 사회를 위해 열심히 살아온 당신, 남은 삶만큼은 자신을 위해 아낌없이 쓸 필요가 있지 않을까.

　나를 가장 이롭게 하는 것, 그건 바로 영성靈性을 높이는 일이다. 죽음을 활용하면 그렇게 어려운 일도 아니다.

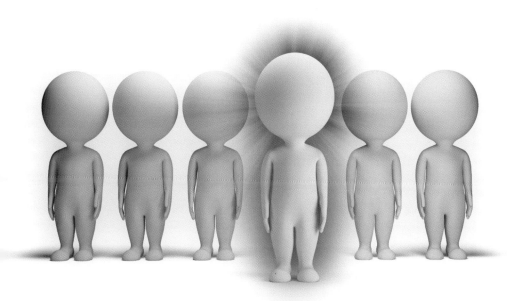

노인의 특징은 죽을 날이 가깝다는 데에 있다. 그만큼 죽음을 뇌리에서 불러오고 가슴으로 느낄 수 있는 여지가 많아진다. 이는 다사다난한 인생을 꿋꿋이 살아온 사람들에게 내려주는 하늘의 축복이다. 이 절호의 기회를 놓치고 세월에 몸을 맡긴다면, 실로 두려움과 허망함 속에서 생을 마치게 될 것이다.

자연은 우리에게 삶을 주어 수고하게 하고, 죽음을 주어 편히 쉬게 한다. [장자]

이 땅의 노인들이 모두 철학자가 되고 수행자가 되어 높은 영성을 갖추게 되면 고령화 문제는 오히려 축복으로 되돌아올 것이다. 사회 곳곳에 산재한 대립과 갈등의 문제는 노인들에 의해 봄 눈 녹듯 풀어져 나가고, 젊은이들의 인생행로를 바로 잡아주는 든든한 버팀목이 되어 줄 것이다.

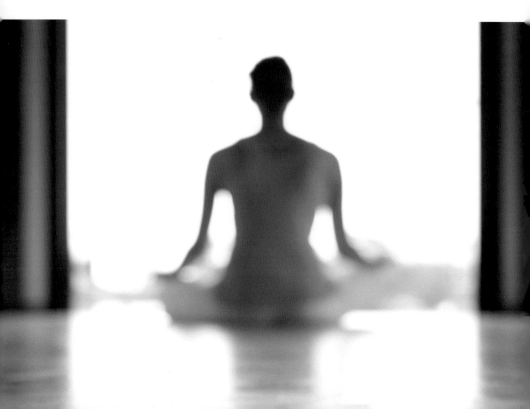

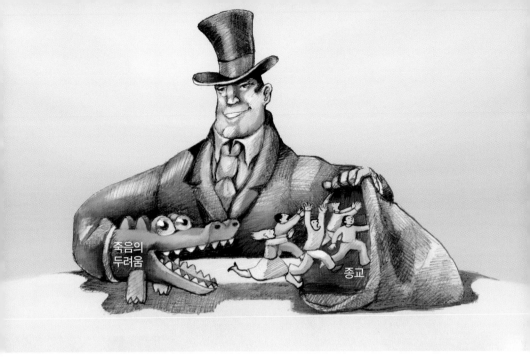

죽음을 불러올 때의 장애물은 두려움과 허무함이다. 이 두 가지 장벽 때문에 본능적으로 죽음에 대한 인식을 회피하려 한다. 그리고 적잖은 경우는 죽음을 잊고자 이성의 불마저 *끄기도* 한다. 인류가 차곡차곡 쌓아온 지성의 탑을 허물고 자청해서 고립된 신앙에 깊이 물들어 버리는 것이다.

그런다고 해서 죽지 않는 것이 아니다. 종교에서는 영적으로의 영생을 말하는데, 설사 그런 고차원 세계가 있다고 해도 어느 무엇에 의해 만들어진 것은 결국은 소멸돼 사라지는 법이다. 어느 것이든, 그것이 창조주이든 피조물이든 관계없이 원래의 자리로 돌아가는 것이 만고불변의 이치이다.
있는 것은 없어지고 없는 것은 다시 있어지고, 이것이 한 몸이 되어 영원히 반복하는 것이 실존實存이다. 따라서 지금 '나'라고 있는 것은 결국은 깡그리 없어질 물거품이고 신기루이다. 내가 없어진 자리를 어떤 무엇이 대신해서 초로 같은 삶을 이어가게 될 것이다.

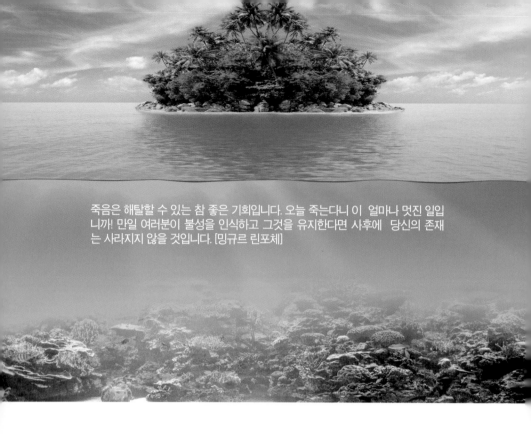

죽음은 해탈할 수 있는 참 좋은 기회입니다. 오늘 죽는다니 이 얼마나 멋진 일입니까! 만일 여러분이 불성을 인식하고 그것을 유지한다면 사후에 당신의 존재는 사라지지 않을 것입니다. [밍규르 린포체]

이토록 허망한 것이 우리네 인생이다. 그러니 이참에 죽음을 불러와서 생사生死를 균일하게 할 필요가 있다. 생生과 사死의 구분이 모호해지면 불완전한 '나'에게서 탈출하는 길이 생긴다. 모든 성인들이 깨달음이란 것을 얻어 피안으로 갔다고 하는데, 바로 그 길이 생사生死의 해탈이다.

해탈은 세속을 등지고 출가해야지만 꿈꿀 수 있는 것이 아니다. 출가를 백 번 천 번 해도 생사의 파도가 멎지 않으면 해탈은 없다. 깨달음도 없고 피안도 없다. 생사의 파도가 가라앉아야만 저변에 있는 진짜 '나'가 보인다.
세상에는 수많은 수행이 있지만 그 귀결은 진짜 '나'를 찾는 데에 있다. 그런데 생사의 파도가 넘실대고 그로 인해 번뇌망상의 먼지가 자욱이 일어나면 어찌 '나'를 볼 수 있겠는가!

세간에 행해지는 마음공부를 보면 대개 버리고, 비우고, 바치고, 쉬고, 끊고 놓는 것이 주종을 이룬다. 한마디로 온갖 집착에서 벗어나는 것인데, 그렇게 할수록 '나'의 뿌리인 아상我相이 소멸해 마음이 청정해진다고 보는 것이다.

그런데 죽음을 빼면 그런 것들은 죄다 아상의 고급화 수단에 지나지 않는다. '나'를 영적으로 우수하게 만들려는 바람이 부지불식중 내면에 깔려 있고, 그렇기에 아상은 깨지는 쪽보다는 다듬어지는 쪽으로 진화한다. 그 모습이 원만하여 흡사 각인覺人처럼 보이지만, 사실상 아상이 조금이라도 남아 있는 상태에서 깨달음을 논할 수는 없다. 아상의 근본 뿌리를 캐려면 오로지 죽음을 불러와 완전한 해체를 이루는 것 외에는 없다.

생사의 파도가 멎으면 번뇌망상이 가라앉고, 그와 동시에 아상도 자취를 감춘다. 죽고 사는 문제에 초연해지면 주변과 공명이 활발해지며 저절로 힐링이 된다. 이때 세포들이 만족해 함박 웃으면 면역도 부쩍 자라난다.

부디 공명共鳴을 통해 공존하라. 주변의 가족과 이웃, 사회와 공존하라. 나아가 자연과 공존하라. 그리고 최종적으로 죽음과 공존하라. 공존보다 더 완벽한 존재는 없다. 그것을 우리는 공空이라 부른다. 싯다르타의 도道도 예수의 사랑도 공자의 대동大同도 모두 공空에서 나왔다.

아상의 뿌리를 끝까지 거슬러 올라가면 생존이 나온다. 즉 '살아 존재한다는 의식'에서부터 아상이 비롯하는 것이다. 따라서 자신의 생존을 바탕에 깔고 하는 수행은 어느 것이든 사상누각이 되고 만다

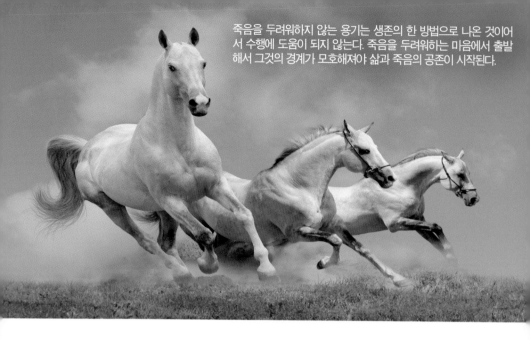

죽음을 두려워하지 않는 용기는 생존의 한 방법으로 나온 것이어서 수행에 도움이 되지 않는다. 죽음을 두려워하는 마음에서 출발해서 그것의 경계가 모호해져야 삶과 죽음의 공존이 시작된다.

우리 모두는 죽는다. 그 시간이 마치 달리는 말을 문틈에서 보는 것처럼 지극히 짧다. 살날이 구만리처럼 느껴지지만, 적자생존의 생태계에서 살아남도록 독려하기 위해 만든 허구임을 인지하라. 백구과극白駒過隙을 임종 순간에 느껴서는 실기失期한다.

모든 사람들이 가장 꺼리고 혐오하는 죽음, 이것의 비중을 한껏 높여야 생사가 균형 잡힌 태극이 된다. 태극이 온전히 유지되면 생사를 잊게 되면서 무극無極이 된다. 투명한 바탕이 그대로 솟아나면서 전혀 새로운 '나'를 찾게 될 것이다. 그 '나'는 바탕과 일체 되어 삼라만상과 더불어 존재한다. 영원불변하는 참된 존재, 그것이 바로 당신의 실제 모습이다.

싯다르타라는 아주 특별하고 위대한 존재만 갈 수 있는 길이 아니다. 누구든지 죽음을 가까이하면, 그래서 죽음과 일체되면 그 길이 열린다.

죽음이란 화살이 살통을 빠져나가고 칼이 칼집을 빠져나가는 것처럼, 영혼이 육신을 빠져나가고 몸뚱이가 해체되는 것이다. 이야말로 위대한 복귀가 아니던가![장자]

살려는 이들에게 꼭 들려주고 싶은 이야기, 바로 죽음이다. 죽음을 밟고 사는 길은 촌각이다. 하지만 죽음을 가슴에 안으면 시간이 사라진다. 생사의 파도가 멈추면서 시간도 덩달아 멈춘다. 그래서 영생이라 한다.

그런데 모든 것이 멈춘 바탕과 바깥세상의 변화가 둘이 아니다. 그래서 열반이라 한다. 삼라만상으로 편편이 갈라진 모든 것들을 이어 붙여 공존하면 나고 죽음이 없고 시간이나 공간도 없다.

부중지어釜中之魚란 고사성어가 있다. 장차 삶아지는 것을 모르고 솥 안에서 헤엄치며 노닐고 있는 물고기를 가리키는 것이다. 바로 죽음을 멀리하려는 우리의 신세가 아닌지 한 번쯤 생각해 볼 필요가 있다.

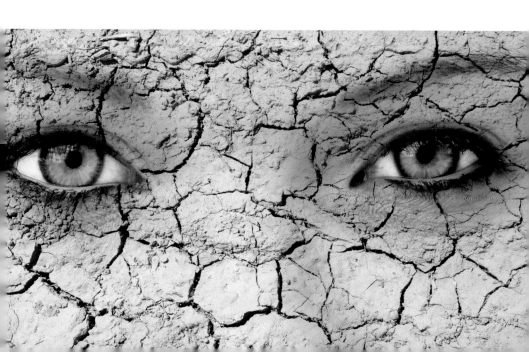

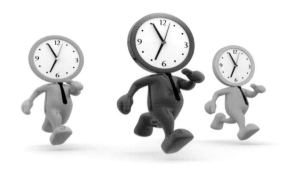

당신을 포함한 우리 모두는 죽는다. 그 시간이 너무 빨라 초시계로도 잴 수 없다. 들숨과 함께 우리의 심장이 멎고 눈꺼풀이 맥없이 떨어져 내릴 때, 과연 어떤 생각이 들까?

조금이라도 더 살려고 발버둥 치다 갈 것인가?
두려움에 떨며 도살장에 끌려가듯 갈 것인가?
이런저런 후회의 눈물을 글썽이며 한탄하며 갈 것인가?
그리운 이들과의 이별을 슬퍼하며 가슴을 옥죄며 갈 것인가?
쌓아 놓은 재물이 아까워 발을 동동 구르며 갈 것인가?
구세주의 손길을 갈구하며 도박하는 마음으로 갈 것인가?
그냥 아무런 생각도 없이 맥이 빠져 갈 것인가?

폼생폼사라는 말이 있다. 태어날 땐 폼나게 날 수 없었지만 죽을 때만큼은 폼나게 가야하지 않겠는가!
그 길은 딱 하나이다. 죽음과 벗이 되어 어깨동무를 하며 가는 것이다. 이것이 인생을 가장 잘 산 사람이 마지막으로 보여주는 유종有終의 미美이다.

생生을 마감하는 순간, 훈훈한 미소가 모두의 입가에 깃들었으면 하는 바람을 가져 본다.

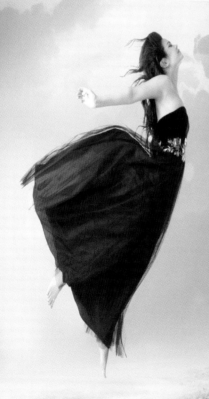

어떻게 죽어야 하는가?

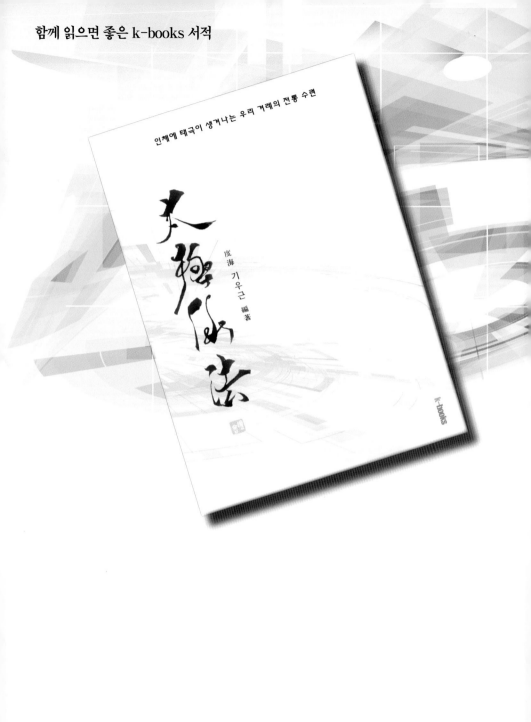

인체에 태극이 생겨나는 우리 겨레의 전통 수련

太極仙法

度海 기우근 編著

k-books

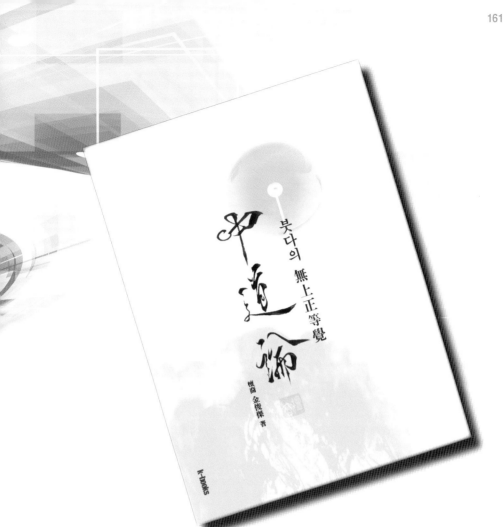

붓다의 無上正等覺

中道論

檀齋 金俊傑 著

k-books

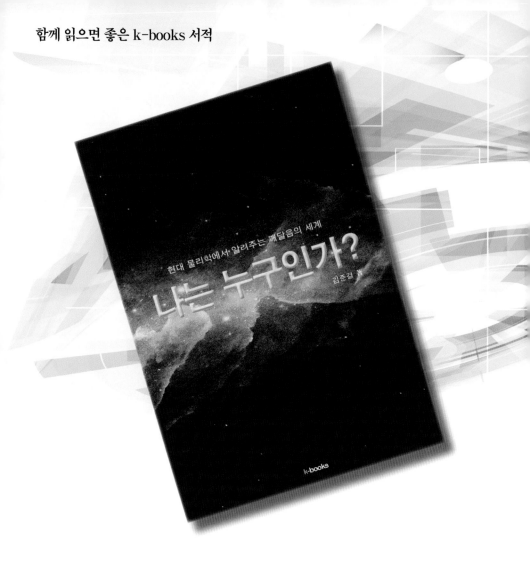

현대 물리학에서 알려주는 깨달음의 세계

나는 누구인가?

김준걸

k-books

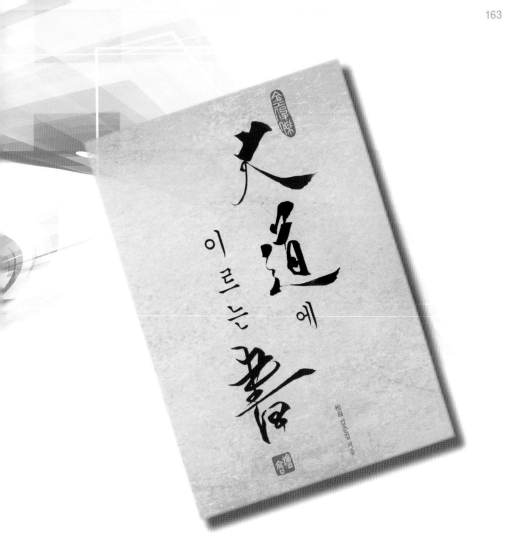

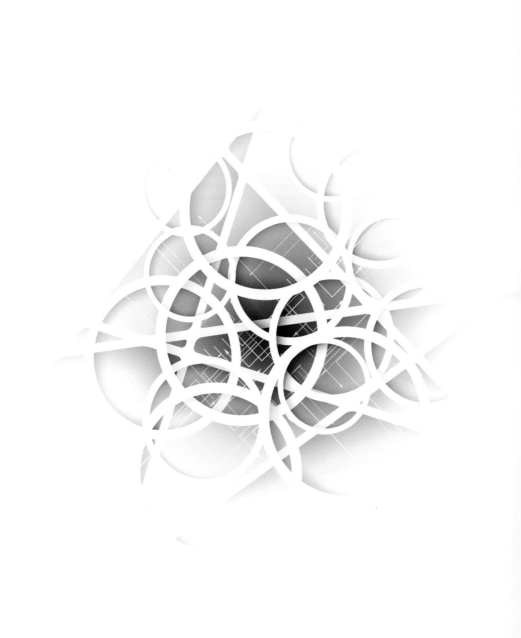